LIBERATI DALLE RESTRIZIONI!

Stare a dieta non è mai stato così... *komodo*!

Dott.ssa Mary Di Lillo

Autore: Maria Antonietta Di Lillo

Copyright ©2023: Maria Antonietta Di Lillo

LIBERATI DALLE RESTRIZIONI!

A mio padre, ovunque lui sia.

A mio marito, mia madre

e mia sorella, grazie per

aver creduto in me più

di me stessa.

A tutti i miei pazienti, che

sono stati, sono e saranno,

che abbiano sempre

la voglia di amare se stessi.

"Tutti i nostri sogni possono diventare realtà se abbiamo il coraggio di perseguirli"

Walt Disney

Sommario

INTRODUZIONE

Se qualche anno fa qualcuno mi avesse detto che da grande avrei fatto la nutrizionista, gli avrei riso in faccia.

Era praticamente impossibile che una persona come me che mangiava solo poche cose e faceva attività fisica una volta sì e cento no, potesse diventare un'esperta di nutrizione e preparare piani alimentari per una *corretta alimentazione.*

Ma mi faccia il piacere! –avrei detto tra me e me.

Potrei dirti che ad un certo punto della mia vita ho avuto la cosiddetta vocazione, che in realtà era destino, che era già tutto scritto, ma... no.

Non è andata così.

La verità è che mai mi sarei sognata di fare questo lavoro perché ho sempre odiato la parola dieta e tutto quello che ne consegue:

Restrizioni.

Limitazioni.

Costrizioni.

Zero vita sociale.

Insoddisfazione.

Paura dei numeri (quelli della bilancia).

Sin da adolescente trovavo inconcepibile che le mie amiche non uscivano il sabato sera solo perchè "la nutrizionista mi ha proibito la pizza per tutto il mese!".

Cioè, capisci? Erano disposte a rinunciare all'unica uscita settimanale concessa dai nostri genitori nella nostra età più bella, perché non potevano... *mangiare?*

Eh no, io non avrei mai fatto tutto ciò.

Col cavolo che dicevo no ad una serata in discoteca o ad una più tranquilla a casa di amici solo perché qualcuno diverso dai miei genitori me lo vietava.

Ti starai chiedendo quindi, come è possibile che io addirittura ora abbia scritto un libro in cui parlo di nutrizione se non ero (e non lo sono tuttora) disposta a fare dei *sacrifici* per dimagrire.

Perché è questo che ti hanno sempre detto, vero?

Se non muori di fame, non potrai mai dimagrire.

Se mangi carboidrati, non vedrai mai scomparire la cellulite.

Sì, sì, hai pienamente ragione.

L'amica dell'amica di tua cugina ha fatto una dieta miracolosa in cui ha perso 20kg in 20 giorni!

La sorella dell'amico di tuo fratello ha provato la famosa dieta detox dopo le vacanze di Natale e le è sparita subito la pancia.

Te l'ho detto, hai ragione.

Le diete restrittive, quelle dove non si mangia niente, quelle in cui guai a bere MENO di 2 litri di acqua al giorno altrimenti non elimini i liquidi in eccesso, FUNZIONANO!!!

Sì, ma per poco. Molto meno di quanto pensi.

IL 94% DELLE DIETE FALLISCE.

La motivazione è molto semplice e si riconduce a quello che ti dicevo prima:

Come puoi rinunciare per sempre o per troppo tempo a qualcosa che ti piace e ti fa stare bene?

Perché è così che va: il cibo è una coccola, è compagnia, è socializzare, è una scusa per invitare qualcuno ad uscire, è condivisione.

Non può e non deve essere una rinuncia, né un sacrificio.

E così questa mia *personalissima* visione della dieta unitamente a varie vicende che la vita mi ha presentato davanti talvolta come una doccia gelata, talvolta come una carezza all'anima mi hanno portato qui a scrivere il mio libro sulla mia *non dieta*.

Ho sentito l'esigenza di scriverlo per te, per noi, che ne abbiamo abbastanza di chi ci dice cosa dobbiamo o non dobbiamo fare, di chi non fa altro che giudicarci perché abbiamo messo su qualche kg.

Siamo stati per troppo tempo bombardati da diete da fame o fatte di digiuni prolungati che ci hanno fatto sacrificare anche la vita sociale perché hanno completamente stravolto la nostra routine.

Quindi, caro lettore, giungiamo alle presentazioni:

Sono Mary Di Lillo, una biologa nutrizionista *komoda.*

Con questo libro ho intenzione di condividere con te il mio metodo KOMODIET che ha permesso ad **oltre 342 pazienti** di avere una visione completamente diversa del mondo della dieta.

Non ti parlerò di una dieta miracolosa che ti fa perdere peso in pochi giorni.

Non ti aspettare che parli di come diventare un body-builder in poche settimane.

Non è un metodo che ti costringe a fare sacrifici (che poi si riveleranno inutili) per perdere quei kg che non ti stanno più bene.

In questo libro ti parlerò di come komodiet, *la dieta che si adatta komodamente alla tua vita*, possa essere un piacere, un vero e proprio stile di vita che non ti farà mai sentire a dieta.

Imparerai ad amarti, avere una maggiore autostima e ad autogestirti anche nelle più improponibili "occasioni di sgarro".

Se sei stanco di continuare a NON VIVERE la tua vita per colpa della dieta, allora mettiti *komodo*:

questo è il libro che stavi cercando.

CAPITOLO 1

DOVE È INIZIATO TUTTO

1.1 IL MONDO FUORI

Fino ai miei 20 anni non mangiavo nulla. O meglio, nulla di salutare.

Le parole "cibo" o "pranzo in famiglia", mi mettevano ansia.

Sì, è vero, ti ho anticipato che il cibo deve essere un piacere e così era anche per me. Ma lo era solo per una gamma molto molto limitata di alimenti.

La verità è che ho sempre mangiato solo pasta, pizza, pane, cotolette e cioccolato.

ODIAVO provare nuovi alimenti perché non ero assolutamente sicura che potessero piacermi.

Ero una persona timida, insicura e riservata, anche se molto testarda.

Il mio carattere faceva capolino in ogni situazione che la vita mi presentava davanti.

Anzi, forse è meglio se parlo al presente, perché chi nasce tondo non può morire quadro, no? Puoi migliorare, puoi tentare di limare alcune spigolature della tua personalità o del tuo modo di fare, ma non potrai mai cambiare totalmente.

Quindi sì, sono ancora una persona timida, insicura, riservata e testarda, ma ora, grazie anche al mio lavoro, ho imparato a gestire meglio questa parte di me.

Fino ai miei 20 anni, invece, non avevo questa consapevolezza o, meglio, questa maturità.

Se la mia famiglia o i miei amici provavano ad obbligarmi a mangiare qualcosa di diverso, mi mettevo sulla difensiva, come se fosse una questione di principio: non avrei mai fatto qualcosa che non mi andava di fare.

Non mi sono mai piaciute le costrizioni.

Più mi impongono una cosa, più io avevo (ed ho) un rifiuto categorico verso di essa.

Sono sempre stata dell'opinione che bisogna essere liberi di scegliere, dalle cose più futili a quelle più importanti: solo così si è realmente convinti della scelta o della decisione presa.

Tutto questo andava bene finché ero una bambina e, si sa, un capriccio ogni tanto ai bambini è concesso, perché: ***"tanto poi da grande cambierà idea!"***

In realtà, più crescevo, più diventavo selettiva nei confronti del cibo e anche uscire fuori a cena con amici o parenti, mi poneva in uno stato di ansia e disagio se non ero sicura che ci fosse qualcosa che potessi mangiare.

Se non si trattava di una serata in pizzeria, dove ero sicura che la mia pizza margherita non mi avrebbe fatta sentire fuori luogo, *preferivo rinunciare a un'uscita* invece di sedermi a tavola e sentirmi gli sguardi di tutti addosso.

Non mi andava se mi etichettavano come "quella che non mangia niente"; sarebbe stato umiliante e frustrante.

Mi sentivo *sbagliata, inadeguata.*

Ci doveva essere qualcosa in me che non andava visto che per gli altri era tutto così semplice.

Nessuno aveva problemi nell'andare a cena fuori.

Tutti lo vivevano come la cosa più *normale* del mondo.

Per cui, il problema ero io. *Dovevo* essere io.

Ecco perché mi chiudevo in me stessa e diventavo ancora più timida e schiva nei confronti del mondo fuori... di me.

Sapevo che nessuno mi avrebbe capito se avessi detto che non avevo mai assaggiato la maggior parte degli alimenti e che non mi piacevano a prescindere.

Tutto questo stava avendo ripercussioni non indifferenti sul carattere e sulla personalità di una ragazzina che sarebbe diventata donna.

Credo che la mia timidezza, il mio modo di approcciarmi alle persone, sia stato influenzato proprio da quello che avevo sempre vissuto fino a quel momento.

Da adolescente, tutte le ansie, le paure di non *essere all'altezza* degli amici o semplicemente dei tuoi coetanei, si triplicano.

Mi rendevo sempre più conto di quanto volessi piacere agli altri, a costo di annullare la mia personalità.

Volevo fare di tutto per non avere questo *problema* e sembrare perfetta e spensierata proprio come loro.

Ma non funziona così.

Puoi provarci a tutti costi, puoi far finta di essere una persona diversa, ma quando sei da sola, nella tua camera perché non sei uscita a cena con il tuo gruppo di amici per non sentirti di nuovo sbagliata e inadeguata, cambia tutto.

Tra le mura della tua stanza e della tua testa ci sei tu, solo tu.

A lottare, a piangere, a urlare contro te stessa.

E questo gli altri non lo sapranno mai. Anche perché tu non glielo dici, visto che loro non lo capirebbero mai.

Quindi sì, può sembrarti una cosa banale, ma per me è stato un problema enorme per anni.

Anni di lotte contro me stessa che non riuscivo a cambiare.

Anni di lotte contro chi aveva conquistato un po' della mia fiducia, ma sembrava non cogliere mai l'essenza di quello che stavo passando e il perché per me fosse così devastante.

Come fai a spiegare alle persone che se non ti va di fare quello che vogliono loro non sono problemi loro?

Come glielo spieghi che hai bisogno del tuo tempo per cambiare idea e provare cose nuove?

Loro credono di sapere cosa è giusto per te e magari hanno pure ragione, ma allo stesso tempo anche tu vorresti e dovresti essere in grado di prendere delle decisioni per te stessa.

I consigli sono sempre ben accetti, le imposizioni molto meno. Almeno per quanto mi riguarda.

E TI riguarda... se hai deciso di leggere questo libro e di trovare il modo definitivo di non fare più diete!

1.2 IL BUIO

Non pensare che i miei genitori non ci abbiano provato, eh!

Mio padre, in particolar modo, proveniente da una famiglia di un paesino di provincia, le ha tentate tutte pur di farmi assaggiare le prelibatezze a km 0 fatte con le mani di mia nonna.

Era inconcepibile per lui che non assaggiassi la parmigiana di melanzane che solo l'odore può farti svenire per quanto invitante, o gli struffoli, tipico dolce natalizio campano, che mia nonna faceva ogni Natale.

Mia madre, invece, vuoi perché è una professoressa e quindi ha a che fare tutti i giorni con i ragazzi *ribelli,* se così vogliamo chiamarli, vuoi perché anche lei da piccola aveva avuto esperienze più o meno simili in termini di imposizioni forzate, ha capito subito che era meglio desistere dall'obbligarmi a fare qualcosa che non *era nelle mie corde,* come diceva lei.

"Michele, non la forzare. Se la vede lei."- diceva sempre a mio padre.

Eh sì, ho sempre amato mia mamma anche per questo e alla fine, anche mio padre, ha dovuto arrendersi.

Durante occasioni o eventi che prevedevano pranzi o cene a casa dei miei zii o di mia nonna, mi faceva preparare sempre un piatto di pasta al sugo a parte, *così mi evitava situazioni imbarazzanti.*

Mia mamma sapeva benissimo quello che provavo.

Non è mai stata una persona invadente, ci ha sempre lasciato libere di vivere le nostre esperienze sia a me che a mia sorella.

Ed anche quando mi vedeva triste, chiusa in me stessa, che non pronunciavo una parola, lei c'era.

Non insisteva nel chiedermi cosa avessi, ma era pronta ad ascoltarmi quando io finalmente decidevo di aprirmi, almeno con lei, visto che non ci riuscivo neanche con le mie migliori amiche.

Sapeva benissimo quanto potessi sentirmi inferiore agli altri o inadeguata, anche nelle situazioni più banali della vita, ecco perché è sempre stata lei il mio porto sicuro nel quale rifugiarmi. Sapevo che c'era sempre, anche quando sbagliavo.

Come tutte le mamme, odiava vedermi triste e il solo pensiero che potessi sentirmi fuori luogo anche con le persone che ci volevano più bene, perché erano (e sono) la nostra famiglia, la spingevano a proteggermi sempre.

Velatamente, sia chiaro. Non volevo neanche passare come per quella che non se la sa cavare da sola.

Ecco perché, durante le cene e i pranzi natalizi, io mi sedevo a tavola tranquilla, senza dare spiegazioni a nessuno, grazie a lei.

Quando finalmente anche mio padre si era rassegnato e aveva capito che, in fondo, non c'era bisogno di forzare una persona che, altrimenti, si sarebbe impuntata a fare l'esatto opposto di quello che le chiedevi, stavo piano piano anche io imparando ad accettarmi e a gestire meglio parenti e amici che *parlavano troppo*.

Anzi, ti dirò di più: mi era quasi venuta anche voglia di provare qualcosa di nuovo, anche solo per vedere la soddisfazione negli occhi dei miei genitori e nei miei, perché, alla fine, avevo ragione io; se nessuno mi costringeva, sarei arrivata io, con le mie forze e con i miei tempi, a fare (o mangiare, in questo caso) quella determinata cosa.

Ma la vita non è mai tutto rose e fiori.

Le cose non vanno (quasi) mai esattamente come te le aspetti.

I miei 20 anni hanno segnato la soglia del cambiamento che stava per avvenire in me stessa, ma li ricordo anche per *qualcosa di terribile*.

Mio padre stava lottando da quattro anni contro un tumore, di quelli brutti, che sembrava fregarsene di tutte le chemio o radioterapie od operazioni che tentavano di asportarlo.

L'unica cosa che mi consola è che non sono stati quattro anni di sola agonia, anzi.

Mio padre faceva di tutto per non far pesare a me e a mia sorella la gravità della sua malattia e ha avuto anche la forza di festeggiare, appena un mese prima della sua scomparsa, i 25 anni di matrimonio con mia madre.

Il prete venne addirittura nella nostra casa a celebrare la funzione religiosa e mia zia preparò per tutti noi un brodino per festeggiare, perché era una delle poche cose che papà potesse mangiare.

Questo è l'ultimo ricordo felice che ho di lui, di noi insieme.

Da lì, purtroppo, fu ricoverato in ospedale e ci lasciò dopo esattamente un mese.

Come puoi immaginare, fu devastante per me, mia madre e mia sorella. E per tutti quelli che lo conoscevano, naturalmente.

Ce lo aspettavamo, ce lo avevano sempre detto che sarebbe successo prima o poi, ma è come se in cuor tuo non lo accettassi.

Come se la mente nutrisse sempre la speranza di un miracolo che potesse salvarlo.

Come se pensassi che le cose così brutte non possano mai capitare a te.

Ricordo ancora tutte le mail lunghissime che mandavo ai più famosi oncologi del mondo sperando che mi dicessero che avevano appena scoperto una nuova cura.

Ma niente.

Dovevamo accettarlo. Con il tempo, certo. Ma questa era l'unica soluzione.

Io però, ho sempre rimpianto il fatto che non gli avessi dato anche la piccola soddisfazione sul fatto che finalmente iniziavo a mangiare qualcosa di diverso, come aveva sempre desiderato lui e, contemporaneamente, mi sentivo anche in colpa del fatto che ero ancora troppo piccola per laurearmi e che l'avrei fatto esattamente un anno dopo.

Ce l'avevo con tutti. Con me stessa in primis, ma anche con il tempo, con la vita che ci aveva separati troppo presto.

Volevo starmene da sola.

Nessuno poteva capire il mio dolore, nessuno poteva neanche lontanamente immaginare quello che stavo passando.

La cosa che ho fatto più fatica ad accettare è stata quella di *non poter fare niente.*

Non c'era una soluzione, non sarebbe potuto andare diversamente, non avrei potuto porre riparo.

Mia madre ha sempre cercato di essere forte, soprattutto per me e mia sorella.

Cercava di farci ricordare solo le cose belle (che per fortuna sono state veramente tante) che avevamo fatto insieme e farci dimenticare l'ultimo mese in ospedale.

Ma la verità è che... si vedeva.

Si vedeva quanto tratteneva le lacrime, quanto si trascurava e quanto era **ingrassata** nell'arco di poco tempo, proprio perché pensare a cosa era giusto mangiare era l'ultimo dei suoi pensieri.

Io e mia sorella, cercavamo nel modo più dolce possibile, di farglielo capire, ma lei non voleva proprio sentirci da quell'orecchio.

E poi, io NON potevo imporle di fare qualcosa che a lei non andava. Avrei avuto l'effetto contrario, proprio come era successo a me.

C'è da dire, che nel frattempo, io mi ero laureata in biologia e, complice anche il fatto che non volevo vedere più la mia mamma così trascurata, iniziai ad avvicinarmi al mondo della nutrizione.

Inizialmente controvoglia, perché, come ti ho detto, odiavo la parola dieta e odiavo le costrizioni che sono (o meglio, erano) per me strettamente legate al "perdere peso".

Così come non avevo nessuna voglia di iniziare un minimo di attività fisica che avrebbe sicuramente favorito più facilmente una eventuale perdita di peso.

E poi, il problema più grande, persisteva: come potevo dare consigli alimentari se non mangiavo e non avevo mai assaggiato la STRAGRANDE maggioranza degli alimenti?

E qui entra in gioco... mio marito!

1.3 LA SCOPERTA DEL CIBO COME RIVINCITA

Se mio marito è diventato mio marito è tutto merito del destino.

In questo devo a lui il merito. Sono sicura che sia andata così.

È stata la persona che ho incontrato nel momento più difficile e allo stesso tempo più particolare della mia vita.

Prima di raccontarti questa parte però, devo fare un passo indietro.

Nell'arco di 3 mesi, da settembre a dicembre 2011, è cambiata tutta la mia vita.

La scomparsa di papà non è stata dolorosa da affrontare solo per me, mia madre e mia sorella. Certo, gli amici, i fratelli hanno sofferto quanto noi.

Ma c'è una persona il cui dolore è stato *davvero troppo.*

Mia nonna aveva perso suo figlio. Il più piccolo di tre fratelli.

Credo sia del tutto *innaturale* per una mamma vivere una cosa del genere.

Aveva 90 anni, ma ti assicuro che era sveglia e arzilla come una donna di 60!

Il nostro errore probabilmente è stato quello di non farle capire quanto fosse grave la situazione di papà. Non volevamo darle troppi pensieri (o magari perché in cuor nostro speravamo che in qualche modo si potesse risolvere).

Fatto sta che lei era talmente distrutta, devastata da questo che non riuscì a partecipare neanche al funerale.

Si chiuse in casa, a stento voleva vedere noi nipoti e nell'arco di tre mesi si è letteralmente lasciata andare.

Ci ha lasciati a dicembre dello stesso anno, dopo appena tre mesi dalla morte di papà.

È stato il periodo più brutto, nero, senza via d'uscita, della mia vita.

Tutte le mie certezze erano crollate.

Alternavo momenti in cui non volevo vedere nessuno a momenti in cui cercavo di reagire anche e, soprattutto, per mia madre e mia sorella.

Mi buttai sullo studio. Avevo 20 anni e decisi di laurearmi in biologia nel minor tempo possibile per avere almeno un obiettivo, qualcosa che mi distraesse e non mi facesse pensare a quanto la vita mi aveva negato.

Studiavo tanto e l'anno seguente mi laureai.

Neanche il tempo di farlo che mi iscrissi immediatamente alla specialistica per immergermi nuovamente nello studio e *avere la mente costantemente impegnata*.

Mi accorgevo, però, che facevo tutto questo solo *per andare avanti, per fare qualcosa.*

Non sapevo realmente cosa volessi, né cosa sarei voluta *diventare da grande.*

Sì, studiavo, lo facevo bene, i risultati si vedevano, ma... finiva lì.

Ero di nuovo in uno stato di confusione totale, in cui non sapevo cosa aspettarmi né dalla vita né da me stessa.

Ed ecco che nel momento in cui stavo perdendo nuovamente le speranze, compare lui.

Non avevo bisogno di lui, ma era proprio lui che stavo aspettando.

Sin dai primi sguardi che ci siamo scambiati, dalle prime parole che ci siamo detti, a costo di passare per la più romantica e smielata persona del mondo, ero sicura che sarebbe stato *quello giusto.*

Fino a quel momento, non ero riuscita a godermi la spensieratezza dei miei 20 anni, ma con lui finalmente stavo riscoprendo quanto fosse bello vivere e sorridere.

Era una delle poche persone con la quale (dopo qualche mese, sia chiaro!) potevo essere me stessa.

Potevo pian piano aprirmi, raccontargli quello che avevo vissuto fino a quel momento, senza mai essere giudicata, neanche per un secondo.

E... sono abbastanza sicura che anche per lui sia stato così!

Pensa che erano appena cinque mesi che ci frequentavamo e lui volle già conoscere mia madre!

In pratica, si presentò alla nostra casa al mare, così, all'improvviso, consapevole che ci fosse anche mia madre, perché non aveva intenzione di passare tutta l'estate separato da me.

Non è la cosa più pazza e romantica che abbia mai sentito?

Per me lo era, ed era ancora di più la conferma che fosse la persona (pazza e coraggiosa allo stesso tempo) giusta per me.

Ecco che avevo 22 anni quando Francesco, la persona che si sarebbe rivelata essere l'uomo della mia vita, voleva a tutti i costi farmi conoscere i suoi genitori.

E, immagina un po': quale occasione migliore se non quella di pranzare a casa loro con tutte le prelibatezze cucinate dalla madre con la passione per la cucina?

PANICO!!!

Ho vissuto i giorni precedenti a questo pranzo in uno stato di ansia totale.

Non riuscivo ancora a uscire completamente dal mio *porto sicuro* e non avevo ancora iniziato a mangiare altro al di fuori dei piatti che più mi piacevano.

Lui, dopo qualche mese di relazione, sapeva che non ero proprio una buona forchetta (per usare un eufemismo!).

Ricordo ancora una delle nostre prime uscite: lui voleva fare bella figura invitandomi a cena in un ristorante *super chic* e io che pregavo dentro di me che si potesse mangiare anche... pizza!

Erano pochi giorni che ci frequentavamo e ancora non mi andava di raccontargli il mio rapporto con il cibo.

La fortuna, in quel caso, fu dalla mia parte.

Il caso volle che il ristorante in cui voleva portarmi a cena fosse già al completo e andammo realmente a mangiare una buonissima pizza in una delle pizzerie migliori di Caserta (visto che lui comunque ci teneva a fare colpo!).

Fu proprio in quell'occasione che gli confessai che era stato meglio così.

Meglio una pizza che una cena costosissima a base di pesce.

Lui, incredulo, mi ascoltò lo stesso e capì benissimo il mio stato d'animo.

Alla fine, ridemmo anche un po' su sul fatto che ero una ragazza che non gli avrebbe mai fatto spendere centinaia di euro per una cena (...ancora per poco!).

In ogni caso, sapendo che Francesco era ben informato in merito al mio problema, accettai l'invito. O forse lo feci perché, prima o poi, avrei dovuto conoscere la sua famiglia.

Arriva il giorno fatidico e... secondo te, ho avuto la fortuna che mia suocera avesse cucinato solo pasta al sugo e cotoletta?

...

Ovviamente NO.

Il primo piatto era... paccheri alla rana pescatrice.

Iniziai a sudare freddo (anche ora, se solo ripenso alla situazione).

Io al massimo avevo assaggiato i bastoncini di pesce...cos'era quella pasta con pesce? E poi... esiste un pesce che si chiama davvero "rana pescatrice"? Mi sembrava più un nomignolo affibbiato a qualcuno amante dell'acqua e della pesca.

Il solo odore totalmente diverso da ciò che ero abituata a sentire, mi dava delle sensazioni opposte.

Se pensavo che era pesce, mi veniva quasi la nausea; se chiudevo gli occhi e provavo ad ascoltare solo i miei sensi, quasi quasi ero curiosa di assaggiarlo.

Le soluzioni erano due: potevo scappare inventando una scusa qualsiasi (ma, detto tra noi, chi ci avrebbe creduto?) e forse rovinare per sempre anche il rapporto con quello che oggi è mio marito e la mia metà di vita, oppure provare a mangiare quello che non avevo neanche mai assaggiato in vita mia e fare quel salto "costretto" verso qualcosa che mi avrebbe cambiata e resa migliore, facendomi avvicinare a ciò che sono oggi: la nutrizionista della *dieta komoda*.

Se sono qui a fare questo lavoro, puoi immaginare quale fu la mia scelta.

Una scelta NON dettata da un'imposizione, bensì da **un'occasione:** mi sentivo pronta ad affrontare quel piccolo grande cambiamento, potevo farcela!

Anche se non volevo ammetterlo a me stessa, mi era piaciuta e tanto!

Una parte di me inizialmente si rifiutava di masticare e tentava di buttare tutto giù senza sentirne il sapore, ma non potevo rischiare di affogarmi.

Quindi a occhi chiusi, quasi trattenendo il respiro, provai ad assaporare la prima forchettata, il primo boccone e...

Mi sono quasi subito resa conto che fino ad allora mi ero persa uno dei piaceri più grandi della vita: **IL CIBO.**

Il "salto di qualità", se così vogliamo chiamarlo, però, non avvenne subito.

Non potevo immediatamente e con piacere mangiare spinaci, zucchine, merluzzo, legumi... Non ce l'avrei mai fatta!

Sono andata per gradi, partendo dalle cose che, per sentito dire, si dovevano mangiare almeno una volta nella vita.

Ho cominciato da una bella parmigiana di melanzane (che avrebbe reso stra-felice mio padre) proseguendo con una fumante pasta e fagioli con la "pasta ammiscata" tipica della Campania e terminando con una squisita macedonia di frutta fresca di stagione.

Con la filosofia del *"ti piace vincere facile?"*, ho pian piano assaporato gusti diversi che effettivamente adoravo!

Ti sembrerà strano, ma da quando avevo scelto di cambiare la mia attitudine nei confronti del cibo, mi sentivo anche più in pace con me stessa, più positiva verso il mondo: c'era ancora da scoprire e... assaggiare!

Ho iniziato, quindi, i miei esperimenti in cucina, tra le ricette che vedevo su internet e che non vedevo l'ora di preparare e... *il duro scontro con la realtà.*

Perché sarebbe un mondo fantastico se si potessero mangiare tutti i giorni fritture di pesce o dolci, ma anche un mondo con troppi problemi di colesterolo alto, sovrappeso, cellulite e patologie cardiovascolari.

Quando ho riscoperto il piacere di mangiare, non ti nascondo che non badavo alla qualità di un alimento né alla sua modalità di preparazione.

Volevo semplicemente provarlo e farmelo piacere. Tenevo solo conto dell'abbinamento con altri cibi che incontravano il mio gusto.

Questo perché, in fondo, volevo dimostrare di essere riuscita solo con le mie forze a superare quell'ostacolo della "paura di assaggiare qualsiasi cosa".

Ormai era diventata una sfida tra me e il cibo e tra me e tutti coloro che non avrebbero scommesso un centesimo sul fatto che prima o poi ce l'avrei fatta.

Ragion per cui, se aveva un buon sapore, lo mangiavo. E tanto.

Poi però, iniziavo a sentirmi stanca, perennemente stanca. La mattina mi svegliavo come se non avessi goduto delle otto ore di sonno che avevo appena fatto.

O, al contrario, notavo di avere molta più difficoltà ad addormentarmi se la sera prima mangiavo qualcosa in più. Mi sentivo un macigno sullo stomaco che neanche tutto il bicarbonato di questo mondo avrebbe sciolto.

La mia pancia quasi sempre costantemente gonfia non mi lasciava in pace, neanche quando sembrava avessi un minimo di regolarità intestinale.

Perché sì, c'era anche lui, il mio intestino che si divertiva a condurre una vita propria.

Alcuni giorni era tranquillo e non mi dava pensieri, la maggior parte delle volte invece con dei doloretti localizzati sul basso ventre mi preannunciava una giornata in cui non sarei mai stata bene al 100%.

Qualcosa non quadrava.

Finalmente riuscivo a mangiare tutto, contrariamente a ogni mia aspettativa, ma non potevo continuare a farlo in maniera sconsiderata perché tutto ciò stava avendo ripercussioni sulla mia salute.

Non riuscivo a terminare un pranzo più o meno abbondante senza dover correre in bagno; o ancora non riuscivo a fare una passeggiata a passo più o meno svelto senza che mi venisse l'affanno dopo cinque minuti.

Era evidente che c'era qualcosa che non stava andando per il verso giusto. Qualcosa sicuramente riconducibile al tipo di alimentazione che stavo *ingurgitando*, perché era l'unica cosa che avevo cambiato del mio stile di vita.

1.4 REAGIRE E AGIRE PER SENTIRTI VINCENTE SEMPRE

Ecco che mi trovavo in un punto cruciale della mia vita.

Quello in cui qualsiasi decisione tu prenda, la tua vita cambierà di conseguenza.

Avevo riscoperto il cibo, ma contemporaneamente mi accorgevo di *star mangiando troppo.*

Avevo preso anche la laurea specialistica in biologia e dovevo decidere *cosa fare da grande.*

E c'era la mia mamma che volevo vedere finalmente *rifiorire.*

Unendo i vari pezzi del puzzle della mia vita, l'ultimo pezzo doveva essere la soluzione, o meglio, la mia *decisione finale.*

Se sono una biologa nutrizionista lo devo a tutte le docce gelate e tutti i bagni caldissimi e rilassanti in cui mi ero immersa in 23 anni.

Sono (ri)partita da me, da quello che stavo vivendo in quel momento.

A conti fatti, mi piaceva mangiare, ma non potevo permettermi di *stare male.*

Ho iniziato quindi a sperimentare tanti abbinamenti di cibi per fare in modo che potessero piacermi e, contemporaneamente, non nuocere alla mia salute.

Ed ecco che anche i conti tornavano.

Studiando sempre più a fondo quello che non avrei mai pensato mi potesse interessare così tanto, riuscivo a ricollegare tutto.

Al mio intestino piaceva giocare con la mia pazienza proprio perché talvolta mangiavo realmente troppo.

Troppi legumi, troppi carboidrati, troppa fibra che lui... non riusciva a lavorare e smaltire tutto insieme!

Per non parlare della stanchezza perenne che avevo, sicuramente riconducibile al fatto che la mia digestione risultava rallentata a causa degli abbinamenti sbagliati che stavo facendo con i *nuovi* cibi.

Ma di questi argomenti ne parleremo nel dettaglio nei prossimi capitoli.

Ho studiato ancora e sempre di più per cercare di non tradurre tutto questo con la parola dieta e con tutte le *costrizioni* che ne conseguono.

Soprattutto perché il mio scopo finale era quello di aiutare mia madre come lei aveva fatto per tutti questi anni con me.

Ripensandoci, credo sia stata proprio lei (insieme a mio marito) a farmi ritrovare quella voglia di vivere, quella strada che sembrava avessi perso per sempre.

Vederla *trascurata, ingrassata,* dopo tutto quello che aveva sofferto, mi faceva stringere il cuore da un lato, ma dall'altro volevo aiutarla a ritrovare se stessa e la sua autostima che era andata piano piano svanendo nel corso degli ultimi anni.

Ecco che, nell'ultimo anno di studi all'università, iniziava a figurare nella mia mente, quello che sarei potuta "diventare da grande".

Dalla mia (*triste*) esperienza, avevo capito qualcosa di molto importante: mi dispiaceva (e mi dispiace tuttora) veramente tanto vedere le persone soffrire, al punto che ho sempre cercato di fare di tutto per aiutarle a ritrovare un minimo di sorriso.

Sapevo bene cosa significasse stare male. Non poter fare nulla per ritornare indietro nel tempo. Sentirsi svogliati a fare anche la cosa più semplice possibile.

E non volevo che qualcun altro provasse queste sensazioni.

Iniziai a chiedermi come avrei potuto fare per far stare meglio chi aveva perso, anche solo per un attimo, la sua voglia di vivere.

E pensai a mia madre.

Qualsiasi parola di conforto l'ha sempre tirata su, soprattutto se detta da noi figlie, ma poi finiva lì.

Volevo vederla **REAGIRE.**

La decisione di diventare nutrizionista, credo sia nata proprio da lì.

Dalla voglia di far felice, sebbene in piccola parte, chi in un momento specifico della propria vita non lo è.

E se acquisire una maggiore autostima semplicemente perdendo qualche kg in più, poteva essere la soluzione, beh... sì. Io ci avrei dedicato la vita a fare questo.

Quindi, anche per mia madre, quello che avevo deciso di "diventare da grande" calzava a pennello con la situazione, ma non è facile convincere una donna che soffre ad accettare il tutto e ad andare avanti.

Con la scusa che lei doveva essere la mia prima paziente e sicura che non si sarebbe mai rifiutata di aiutarmi o *di farmi pubblicità,* l'ho invogliata a seguire delle linee guida alimentari con il solo intento di migliorare le sue abitudini, senza troppe e scomode restrizioni, altrimenti sapevo che non avrebbe retto.

Le proposi una dieta *komoda* e facile da seguire, una dieta che... non sembrava una dieta.

Aveva a disposizione una serie di alternative di piatti tra cui scegliere.

In base a quello che le andava di cucinare, optava per uno dei piatti proposti da me, con tanto di condimento (*komodo* e salutare) e coccola a fine pasto (un po' di cioccolato fondente è sempre un piacere!).

E, giuro che non l'avrei mai detto, ma mia mamma è stata una delle mie pazienti migliori!

Vedendo i primi risultati, ha iniziato a prenderci gusto: riuscivo a vederla finalmente diversa.

Non parlo solo dell'aspetto estetico, ma anche di quello interiore e psicologico. Aveva iniziato di nuovo a sorridere e a scherzare con noi, anche parlando di papà, ricordando i momenti più divertenti passati insieme.

Piano piano, aveva iniziato anche lei a cambiare e a vivere la vita in modo più sereno.

Voglio far notare anche a te la differenza:

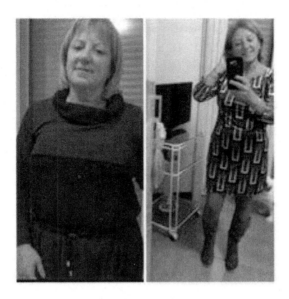

Sì, la perdita di peso è palese, ma guarda più attentamente le due foto messe a confronto...

Vuoi mettere una foto fatta tra le mura di casa con un mezzo sorriso abbozzato con una mentre si sta preparando per una crociera con le amiche?

Non so a te, ma a me sembra anche ringiovanita!

Ecco il cambiamento interiore di cui ti sto parlando.

Sicuramente il tempo ha fatto la sua parte, ma a me piace pensare che ci siamo salvate a vicenda.

La mia mamma, nonostante l'immenso vuoto che portava ancora dentro di sé, era riuscita a stupire sia me che lei stessa.

Aveva perso ben 15kg grazie alla sua forza di volontà. Aveva potuto indossare di nuovo i suoi vestiti lasciati nell'armadio per quasi due anni.

Ma stava succedendo qualcosa... ci vedevamo bene, ma *potevamo fare di meglio.*

Mi spiego.

Nel mio caso, lo specchio rifletteva un'immagine che non mi soddisfaceva del tutto.

Se mi mettevo di profilo, iniziavo a vedermi la pancia gonfia e dura che non avevo mai avuto.

E se si mettevo controluce vedevo la pelle a effetto buccia d'arancia sulle cosce.

Avevo persino vergogna di indossare canotte o top perché non volevo che si notassero le mie braccia che sembravano flaccide e non abbastanza sode.

Quando ho iniziato a mangiare, facendo attenzione ai condimenti, al bilanciamento dei carboidrati, proteine e grassi e alla qualità del singolo cibo scelto, le difficoltà che avevo nel digerire anche un bicchiere di acqua sembravano un lontano ricordo.

La sensazione costante di stanchezza che andava a braccetto con il non voler fare nulla, era stata rimpiazzata da un'energia che non sapevo neanche di avere!

Allo stesso modo, mia mamma era molto più sicura di sé, ma iniziava a pensare che se avesse perso ancora peso, i suoi 50 anni le avrebbero fatto un brutto scherzo in termini di tonicità ed elasticità della pelle.

Non voleva assolutamente vedersi con il braccio penzolante e molliccio quando salutava energicamente qualcuno.

Ecco che di nuovo la vita ci porta il conto.

La corretta alimentazione non bastava a raggiungere il nostro obiettivo di vederci e sentirci belle, in forma e toniche!

Perché non importa che tu abbia 20 o 50 anni.

Il desiderio di sentirsi desiderati o di ricevere complimenti sullo stare in forma, è insito in ognuno di noi.

In realtà io speravo che bastasse variare quanto più possibile l'alimentazione, mangiare una porzione costante di frutta e verdura al giorno e consumare tutto quell'omega 3 contenuto nel pesce per farmi vedere subito perfetta.

Non ci voleva un genio per capire, ahimè, che avevo bisogno di fare un po' di attività fisica.

Dico "ahimè" perché proprio io non potevo pensare di chiudermi in una palestra per 1-2 ore *(sai che noia!)* con il rumore degli attrezzi o dei grandi bodybuilder che fanno i versi più disparati quando alzano i pesi oppure di andare a correre per 4-5 km *(peggio ancora!)*.

Dovevo inventarmi qualcosa, capire ciò che mi piacesse fare e che mi facesse stare bene. Dovevo cercare qualcosa che non mi avrebbe annoiata, ma che mi avrebbe aiutata a raggiungere la forma fisica che avevo in mente.

E ci risiamo: non posso costringere una signora di 50 anni a fare sala pesi se lei non vuole, né una ragazza di 23 anni a correre per km e km per eliminare finalmente quella pancetta in eccesso.

Ormai hai capito anche tu che non fa parte del mio carattere imporre qualcosa a qualcuno solo perché "è giusto che sia così".

La corretta alimentazione, la scelta di un'attività fisica piuttosto che un'altra devono essere, appunto, **SCELTE prese senza pressioni o condizionamenti esterni.**

Tali scelte, per far sì che perdurino nel tempo, devono essere quanto più affini possibili al tuo stile di vita, così ti sembrerà di non stare a dieta e, allo stesso tempo, non vedrai l'ora di fare quella specifica attività che hai scelto per te.

Solo così si è più consapevoli e convinti di voler portare a termine l'obiettivo che si desidera.

Solo in questo modo non ti stancherai mai di "stare a dieta e condurre uno stile di vita sano".

L'idea che mi è venuta però non era niente male.

L'obiettivo era quello di fare attività fisica, ma nel modo che più si avvicinava alle nostre abitudini e alle nostre preferenze.

Per me un allenamento blando a corpo libero che ho poi integrato successivamente anche con i pesi, perché mi permetteva di abbandonare i cattivi pensieri e lasciare in disparte per un'oretta tutte le preoccupazioni che avevo.

Non l'avrei mai detto, ma il fatto di dovermi concentrare anche sul dover alzare un semplice peso, colmava quella tristezza che anche io avevo ancora dentro.

La consapevolezza, poi, che tutto questo mi avrebbe portato a vedermi finalmente la pancia piatta e, perché no, anche con un po' di addominali, mi caricava sempre di più.

Per mia madre sono, invece, bastate delle lezioni di pilates di gruppo che le hanno permesso anche di conoscere nuove amiche e di ritornare alla vita sociale, ricominciando a sorridere come faceva sempre prima di tutto questo stravolgimento che ci aveva colpito all'improvviso.

Abbiamo iniziato entrambe a prenderci cura di noi stesse e, soprattutto, abbiamo acquisito una maggiore autostima.

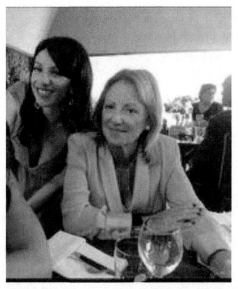

Da un lato, la ragazza timida che aveva l'ansia di uscire a cena per paura che non ci fosse nulla che potesse piacere o quella che si faceva mille problemi a indossare pantaloncini perché le cosce non erano abbastanza sode e temeva che tutti guardassero lei, notando solo i suoi "difetti", aveva finalmente superato i suoi limiti e lo doveva tutto a se stessa, avendo saputo riconoscere e superare le difficoltà grazie alla sua volontà di migliorarsi.

Dall'altro lato, la donna che pensava che la sua vita non sarebbe stata più felice, una volta perso l'amore della sua vita e dovendo crescere da sola due figlie, ora è una persona nuova, più forte e combattiva di prima, con la consapevolezza che non è mai troppo tardi per tornare ad amare se stessi.

Oggi sono una biologa nutrizionista con una missione ben precisa:

la mia dieta non dovrà mai essere un sacrificio.

La mia Komodiet dovrà essere un PIACERE, un vero e proprio STILE DI VITA associato a qualsiasi cosa che possa migliorare la mia autostima e che mi faccia sentire BENE.

Proprio quello che i miei pazienti cercano e di cui hanno bisogno per ristabilire quel contatto perso con la propria vita passando per il cibo.

Vuoi avere un assaggio della vita... komoda?

Ho preparato per te una serie di ricette, gustose e komode, che ti aiuteranno ad affrontare più komodamente la tua vita!

Per scaricare il tuo ricettario, digita questo link nella finestra del tuo browser:

www.komodiet.it/bonuslibro

Ricordati di iscriverti al mio gruppo Facebook privato:

Dimagrire mangiando con komodiet-Dott.ssa Mary Di Lillo

Al suo interno ci siamo io ed un migliaio di miei pazienti che, prima di te, hanno intrapreso il loro viaggio verso la vita komoda, pronti a condividere con te informazioni, ricette e tantissimi video.

Ti senti già pronto e desideri metterti in contatto con me?

Allora vai sul mio sito, troverai tutte le informazioni per farlo:

www.komodiet.it

CAPITOLO 2

APRI QUELLA PORTA

Se sei una persona stanca dei nutrizionisti che le hanno propinato tremila diete portandola anche rinunciare a quel poco di vita sociale che le rimane dopo il lavoro o lo studio, ti consiglio di... aprire quella porta.

La porta del mio studio.

Mi sono sempre chiesta cosa potessero pensare i miei pazienti di me non appena valicassero la soglia del mio studio.

Quale possa essere la loro prima impressione, soprattutto non avendo tra le mani come te un libro in cui do un assaggio di me e della mia komodiet.

Se fossi un mio paziente, probabilmente la prima cosa che noterei è la calma e il relax della sala d'attesa, dove un'assistente sorridente e garbata mi ha chiesto di accomodarmi.

Poltroncine comode, un tavolino al centro con alcuni opuscoletti e una TV di fronte a me dove passano una sfilza di immagini di piatti che non sembrano affatto da dieta e una seria di foto di "prima e dopo" di alcune persone, pazienti della dottoressa.

Mi incanto a guardare la TV e nel frattempo prendo anche un fascicoletto, lo sfoglio nell'attesa e mi accorgo che parla di alcuni pazienti che raccontano la loro storia e il loro percorso con KOMODIET.

Mi sembra tutto bellissimo, quasi mi commuovo leggendo la storia di Valentina (che ti racconterò in seguito) e spero che anche io possa raggiungere l'obiettivo che ho in mente.

Spero con tutta me stessa che sia l'ultima volta che mi rivolgo ad una nutrizionista avendone cambiati già tre.

<<E se poi non è così? Se fosse l'ennesima sconfitta per me? Se non riuscissi a portare a termine il mio percorso? Se...?>>

"Mi scusi..." -I miei pensieri vengono interrotti da una vocina gentile- "Per caso vuole un caffè, una tisana?"

"Non bevo caffè, ma gradirei volentieri una tisana. Ho solo un problema: mi piacerebbe zuccherata, ma sono dalla nutrizionista e credo che lo zucchero sia bandito!" – rispondo accennando un sorriso.

"Non si preoccupi, la dottoressa le spiegherà tutto in merito, ma nel frattempo... ci penso io!"

"Va bene, mi fido, grazie!".

In realtà no, non mi fido. La tisana senza zucchero è semplicemente acqua riscaldata che non sa di niente!

Mi sembrava brutto dire di no. <<Male che vada, la lascio lì>>, penso tra me e me.

Dopo due minuti, l'assistente ritorna con un vassoio con una tazza contenente la tisana e qualche consiglio su quale scegliere.

"Ci sono sei gusti diversi. Scelga quello che le piace di più anche solo dall'odore. Si affidi alle sue sensazioni" - mi dice.

"Le ho portato anche l'eritritolo, un dolcificante che va a sostituire in tutto e per tutto lo zucchero, ma... le darei un consiglio. Provi la tisana che sceglie senza dolcificante.

Per esempio, quella al gusto caramello e cacao ha talmente un buon odore che il suo olfatto le farà dimenticare che non è zuccherata!"

"La ringrazio! Proverò quella, anche perché adoro il cioccolato" - le rispondo.

"Lo so," –replica lei- "Noi donne siamo al 90% amanti del dolce, infatti guardi bene: le ho messo un dettaglio in più nel vassoio".

Così dicendomi si congeda e mi rassicura che a brevissimo la dottoressa potrà ricevermi.

Io incuriosita, giro il vassoio per guardare meglio cosa altro c'era che mi era sfuggito e... Un momento!

Quella è cioccolata?

Ma sono dalla nutrizionista o ho sbagliato studio?

Noto che la percentuale di cacao del cioccolato offertomi è al 70%, quindi sì, sono da una nutrizionista.

Però... Che goduria! Tisana al cioccolato e un quadratino di cioccolato fondente da gustare nell'attesa.

Già mi sento più positiva e già non do più spazio ai cattivi pensieri che stavo avendo prima.

E poi l'assistente aveva ragione.

Non so se mi sia fatta condizionare o meno dalle sue parole, ma la tisana emana un odore talmente buono che non ho realmente avuto la necessità di dolcificarla.

O forse il quadratino di cioccolato accanto, ha già colmato quella voglia di dolce che avevo.

Fatto sta che è arrivato il mio momento, l'assistente mi chiama e mi dice di raggiungere la dottoressa in studio.

Una stanza enorme, con una dottoressa così... piccola.

So che lo pensate tutti quando mi vedete!

In effetti, dall'*alto* del mio metro e cinquantatré centimetri non posso darvi torto.

E c'è anche un'altra cosa per rincarare la dose.

Molto spesso, vedendomi, alcune persone esclamano subito: "Così piccola e già dottoressa?"

All'inizio, quando ho iniziato la mia carriera da nutrizionista, ci rimanevo un po' male, temendo che considerandomi *troppo piccola per fare questo lavoro* non mi avrebbero presa sul serio.

Con il senno di poi, invece, questa cosa che sembra che io abbia 20-25 anni, spero che duri fino ai 60 anni.

Ora è un complimento che accolgo molto volentieri e che mi fa sorridere sempre.

Questo è stato anche il mio "aprire quella porta" in un certo senso. Ho deciso che i commenti altrui sul mio aspetto fisico non sarebbero più stati un problema ingombrante nella mia testa. Un problema che riscontro in tutte le persone che varcano la soglia del mio studio.

Il peso in eccesso è come un grande spazio che occupi nella stanza e che ti fa sentire inadeguato in qualsiasi luogo, ma solo perché tu hai deciso di sentirti così. Questo perché sai che quello in cui sei dentro non è il corpo che tu hai scelto.

Purtroppo gli eventi si abbattono sulla tua vita e spesso, la conseguenza naturale per tutti, è vedere quelle stesse conseguenze sul tuo corpo trasformato.

Adesso sei qui con me.

Quindi prendi un bel respiro e decidi di aprire quella porta di consapevolezza che ti racconta che è arrivato il momento di riappropriarti del vero te.

Di accettare cose che non puoi cambiare, di cambiarne altre che puoi riuscire a fare e di valorizzare tutto quello che ti rende unico e distinguibile!

Se vuoi sapere come farlo basta che entri nella stanza del prossimo paragrafo.

2.1 CHI SEI E DOVE VUOI ARRIVARE?

Eccoti, ora sei all'interno del mio studio. A tu per tu con me.

Già da ora inizia il nostro percorso.

Nostro, sì. Perché è un percorso che faremo insieme.

All'inizio saremo mano nella mano in modo che io possa guidarti nel modo più *komodo* possibile nel raggiungere la meta desiderata.

Non ti costringerò mai a fare il salto più lungo della gamba nella *fretta* di arrivare al risultato.

Lo faremo *komodamente,* con tutto il tempo di cui hai bisogno (non c'è nessuno che ci corre dietro, vero?) e soprattutto, **senza costrizioni**, come piace a me.

Alla fine io ti starò accanto perché, anche senza la mia mano, saprai come restare lì, nel tuo posto felice, nella tua vita *komoda*.

Per arrivare a tutto questo, però, io ho bisogno di conoscerti.

Non parlo solo di eventuali patologie o abitudini alimentari sbagliate.

Certo, sicuramente anche queste sono la causa del tuo sovrappeso o obesità o problematica in generale per cui hai deciso di rivolgerti a me.

Ma c'è di più.

Tu sei una persona. Unica. Diversa da tutte le altre che ci sono al mondo.

Diversa da tutte le altre che io possa aver incontrato nel corso dei miei anni di lavoro.

Non potrò mai omologarti a una particolare *categoria di persone* e darti di conseguenza una dieta *standard* solo perché soffri di reflusso gastroesofageo, ad esempio.

Il modo in cui vivi, il tuo stile di vita, la tua routine giornaliera, la tua età sono tutti fattori che concorrono alla pari di patologie o abitudini alimentari sbagliate per far sì che io possa stilare la komodiet cucita su misura per te.

Appena entri in questa *stanza enorme con una dottoressa così piccola* è questo quello che voglio: che tu stia a tuo agio, *komodo komodo*, nel raccontarmi semplicemente di te e dei tuoi sogni od obiettivi, come preferisci chiamarli.

In effetti, pensandoci, la prima cosa che noto quando ti chiedo "Qual è l'obiettivo che vorresti che raggiungessimo insieme?" ottengo principalmente due tipologie di risposte diverse.

C'è chi *vola basso* e mi dice che vorrebbe eliminare qualche chiletto, ma non si aspetta che succeda. Vuoi perché hai paura di fallire, vuoi perché hai paura di deludere le aspettative mie (e perché mai?) o di qualcuno di importante nella sua vita, vuoi perché con le altre venti diete già fatte non è stato in grado di arrivare a quello che sperava...

Proprio come Maria, una mia paziente, che non ha detto a NESSUNO che stava iniziando una komodiet, proprio per la paura di fallire e di dover dare spiegazioni per l'ennesima volta alle persone che le stavano accanto. Ma questa è un'altra storia, di cui ti parlerò dopo.

C'è chi invece, alla mia domanda, mi risponde "non è abbastanza ovvio (nel senso di visibile) il motivo per cui sono qui?" toccandosi la pancia o i fianchi o ancora le cosce.

In entrambi i casi so bene che l'obiettivo finale è *dire addio per sempre ai kg di troppo.*

Ma per me è altrettanto importante capire come sei arrivato ad accumulare quel grasso che non ti appartiene.

Se c'è una predisposizione genetica patologica.

Se c'è stato un fattore scatenante o è stato l'accumulo di tante piccole cose che sommate ti hanno portato a guardarti allo specchio e a non riconoscerti più.

Quindi, non sottovalutare la mia prima domanda. Apriti, parlami di te e raccontami dove vuoi arrivare.

Non devi aver paura di dirlo ad alta voce.

Anzi, talvolta, dar voce ai propri pensieri può essere più liberatorio di quanto tu possa credere!

È capitato anche a Rosaria, una mia paziente, che, durante la prima visita venne accompagnata dal marito.

Era molto timida e riservata, con tante diete fallite alle spalle.

E alla mia domanda in merito a quale fosse il suo sogno e dove sarebbe voluta arrivare, inizialmente mi rispose solo con una frase molto semplice: "voglio perdere peso".

Capii che non aveva voglia di approfondire lì per lì il discorso, quindi inizialmente non ho insistito e ho proseguito con la visita.

Al termine di questa, complice anche il fatto che pian piano Rosaria stava provando ad aprirsi, le ripeto la domanda che le ho fatto all'inizio, e vuoi sapere qual è stata la sua risposta?

"Hai ragione Mary, non è solo il voler perdere peso. Io voglio perderlo per me, ma anche per mio marito, voglio stare bene anche perché lui mi veda bene e ultimamente sembra che io non riesca a essere vincente in nulla, mi sta andando tutto male. Sei la mia ultima spiaggia".

Il marito che era stato in silenzio fino a quel momento le ha detto una frase che quasi quasi mi faccio stampare in studio:

"Non dire che non ti capita niente di bello. Tu sei la cosa più bella che è capitata a me."

Menomale che avevo un fazzoletto a portata di mano per asciugarmi velocemente gli occhi dopo questa bellissima dichiarazione d'amore.

Il fatto è che Rosaria, dopo questa frase detta dal marito, è subito sembrata più determinata a voler raggiungere il suo obiettivo. Il suo volto si è illuminato, come se si fosse improvvisamente svegliata.

Come se avesse preso ancora più consapevolezza di dove volesse arrivare.

É proprio questo il motivo per cui risulta *necessario* che io sappia esattamente come vivi la tua vita e qual è la tua aspirazione più grande.

Solo così potrò fare in modo che la tua komodiet non sia mai un peso, né una costrizione per te.

Solo così potrà NON sconvolgere la tua vita come le altre venticinque diete che hai fatto.

Solo così diventerà il TUO stile di vita.

Non aver paura di dar voce ai tuoi sogni o alle tue debolezze, mai.

2.2 COS'E' QUELLA DIETA?

C'è una cosa però di cui, il paziente che viene per la prima volta in studio da me, non ha mai timore di parlare: le precedenti cinque, dieci, trentacinque diete fatte prima, prima di iniziare la sua komodiet.

Nel momento in cui arriva la fatidica domanda "Hai già seguito altre diete?", ad alcuni di loro si illuminano gli occhi e tirano fuori dalla borsa un fascicolo enorme di tutte le diete passate.

Non scherzo.

Tipo quelle cartelline dove si mettono all'interno tutte le analisi fatte nel corso degli anni. Super dettagliate e doppie, piene di fogli, che a stento entrano in una normale borsa.

Inizialmente non capivo quest'*entusiasmo* nel raccontarmi per filo e per segno tutti i piani alimentari pregressi, tutti gli sforzi e i sacrifici fatti per non vedere poi neanche il risultato che ci si aspetta.

Poi però ho capito che non è propriamente *entusiasmo* quello con cui i pazienti mi raccontano della vita precedente a komodiet.

È una sorta di richiesta di aiuto.

Quando mi raccontano le loro vecchie diete, seguite più o meno alla perfezione, capisco che nel loro inconscio, vogliono spiegazioni o giustificazioni.

"Perché appena ho smesso la dieta, ho ripreso peso?"

"Perché ho mollato tutto appena ho visto che la bilancia mi stava regalando un sorriso?"

"Perché non sono stato in grado di mantenere anche un minimo risultato raggiunto?"

"Perché se ho rispettato tutto alla lettera ho perso pochissimi kg?"

"Perché mi ritrovo di nuovo da una nutrizionista se ormai so di avere una buona educazione alimentare?"

"Devo stare a vita a dieta per non rimettere tutti i kg che perdo? E che vita infelice mi aspetta?"

Sono solo alcune delle domande che almeno una volta nella vita ti sei posto anche tu.

E, forse, è proprio per una di queste domande che ti sei sentito perso di fronte all'ennesima dieta o che ti senti scoraggiato se devi ricominciare un percorso alimentare con un altro nutrizionista.

Anche Luigi aveva molti di questi pensieri quando si è rivolto a me.

Scoraggiato e *quasi obbligato* dalla moglie a mettersi a dieta, l'atteggiamento durante il nostro primo incontro non era dei migliori.

Mi faceva cenno di riassumere quando cercavo di capire meglio la sua routine giornaliera perché non aveva alcuna voglia di raccontarmela come aveva già fatto con i precedenti cinque nutrizionisti.

"Tanto ormai solo digiuno devo stare per non vedermi più questa pancia da uomo incinto!" -mi disse.

Ma la cosa eclatante non fu tanto il suo atteggiamento di superficialità nei miei confronti (e ammetto che, ora che ti racconto questa cosa, ho dovuto dargli ragione e gliela darai anche tu), quanto la sua ultima dieta fatta.

<<COS'E' QUELLA DIETA?? Ma stiamo scherzando?>>- pensai tra me e me quando me la fece leggere.

Luigi dovette capire qualcosa dal mio sguardo, anche se io non osai fiatare, perché subito mi domandò: "Dottoressa, che cosa ha visto? Guardi che lo so che è perfetta e io le assicuro che l'ho seguita benissimo, ma sinceramente ora mi sarei anche scocciato!"

<<E hai ragione, caro Luigi, io sarei durata 3 giorni con questa dieta>> - le pensai solo queste parole, ma ho preferito non dirle ad alta voce a lui.

Lungi da me nel peccare di superbia e premesso che ogni collega ha il suo metodo, permettimi di svelarti com'era la dieta di Luigi.

Colazione: 4 fette biscottate con marmellata e un succo di frutta.

Spuntino: 1 frutto

Pranzo: 2 giorni a settimana 60g di riso con 100g di petto di pollo, gli altri giorni 150g di petto di pollo o 180g di merluzzo

Merenda: 1 barretta o 1 confezione di biscottini con poche calorie.

Cena: 50g di pane con 150g di petto di pollo o 180g di merluzzo.

Il tutto incasellato in uno schemino precisissimo con tutte le kcal del pasto e con lo slot del sabato sera libero ma *con riserva*: pizza solo margherita con una birra di 25-30cl di bassa gradazione.

Ripeto, per carità, ognuno ha il suo metodo, ma ti confesso che io stessa non sarei stata in grado di rispettare uno schema del genere per un tempo che vada oltre la settimana.

Una persona come Luigi che è *sempre stato a dieta*, che sta iniziando a fare attività fisica, non può e non deve mangiare così.

I **carboidrati** sono pochissimi e ci credo che poi sta super *esaurito* (ora io e Luigi scherziamo ancora su questa cosa) tutto il giorno e arrivi da me che non ne puoi più.

La **varietà** stessa della dieta è inesistente: riso e petto di pollo o merluzzo. Mi viene la nausea solo a pensare che devo mangiare le stesse cose per almeno un mese, tutti i benedetti giorni.

L'**incasellamento** dei giorni o ancora dei pasti, mi manderebbe in tilt dopo due settimane: stare lì come un robot e non avere via di uscita da quei segmenti rigidissimi dello schema alimentare mi porterebbe a essere nervosa durante il resto della giornata.

Quindi sì, caro Luigi, ora ti posso capire, so quanto è (stato) difficile farti cambiare idea, ma fidati che con Komodiet sarà tutto più semplice perché non ti sentirai a dieta.

E te lo ripeterò fino allo sfinimento: stare a dieta non vuol dire rinunciare al piacere di mangiare, alla vita sociale, alle cose buone che ti sono sempre piaciute ma sono *poco salutari*.

La komodiet si adatterà a te, a quello che fai e a quello che ami.

Non ti aspettare tutti i giorni riso e petto di pollo. Scordateli.

L'obiettivo è perdere i kg, è vero, ma la tua aspirazione massima dovrebbe essere quella di *non vederli mai più.*

Vuoi avere un assaggio della vita... komoda?

Ho preparato per te una serie di ricette, gustose e komode, che ti aiuteranno ad affrontare più komodamente la tua vita!

Per scaricare il tuo ricettario, digita questo link nella finestra del tuo browser:

www.komodiet.it/bonuslibro

Ricordati di iscriverti al mio gruppo Facebook privato:

Dimagrire mangiando con komodiet-Dott.ssa Mary Di Lillo

Al suo interno ci siamo io ed un migliaio di miei pazienti che, prima di te, hanno intrapreso il loro viaggio verso la vita komoda, pronti a condividere con te informazioni, ricette e tantissimi video.

Ti senti già pronto e desideri metterti in contatto con me?

Allora vai sul mio sito, troverai tutte le informazioni per farlo:

www.komodiet.it

CAPITOLO 3

"DIMAGRISCO SOLO CON DIETE DRASTICHE"

Una delle obiezioni che più spesso mi viene sollevata quando, durante la prima visita in studio, io e il paziente parliamo delle vecchie diete da lui seguite è proprio questa:

"Se mangio i carboidrati non dimagrisco, è già testato!" oppure *"Appena reintroduco pasta e pane nella dieta mi gonfio!"* o ancora *"Dimagrisco solo con diete drastiche o chetogeniche, quindi vorrei che la mia komodiet fosse già impostata così!"*.

La mia risposta a questo punto è: "Perché il tuo corpo dimagrisce solo in restrizione calorica? Perché non riesce a gestire un surplus calorico quando si presenta?" e, soprattutto: "Puoi mai seguire una dieta chetogenica *per tutta la vita?*".

Io e le restrizioni non andiamo per niente d'accordo e questo ormai l'hai capito anche tu.

Non sconvolgerei mai la tua vita per sempre rendendotela peggiore.

Non voglio che tu *soffra* per colpa di una dieta.

C'è una spiegazione e ci sono svariate soluzioni (per fortuna!) a tutte queste tue obiezioni.

Ma andiamo per gradi, ti spiego meglio.

3.1 CHE STRESS!

Premessa: l'unico metodo reale per farti perdere peso è quello di metterti nella condizione chiamata **deficit calorico.**

In pratica, quando mangi meno rispetto a quello che il tuo metabolismo è in grado di consumare entri in deficit calorico, che non è altro che la differenza tra il cibo che mangi e quello che consumi (sotto forma di metabolismo basale, attività fisica ecc..).

Il deficit calorico è il fattore per cui dimagrisci o che ti permetterà di dimagrire, indipendentemente dal tipo di dieta che segui (chetogenica o altro).

Sembrerebbe tutto facile quindi: se calcoliamo il tuo metabolismo basale (ovvero le calorie che consumi a riposo), basterà seguire una dieta che sia al di sotto di quelle calorie e *puff!* magicamente perderai peso!

Tutto bellissimo se fossimo... *dei robot.*

È assolutamente vero che il nostro corpo è una macchina perfetta e sa come funzionare, ma tu non sei solo quella macchina *scientificamente perfetta senza intoppi.*

Hai un carattere unico, una tua personalità, esperienze passate, un tuo modo di vivere che, messi insieme alla macchina perfetta quale è il tuo corpo, determinano la persona che sei.

Quello che sto cercando di dirti è che una delle principali cause per cui non riesci a perdere peso è anche il tuo *atteggiamento* nei confronti di una dieta.

Sei scoraggiato o demotivato perché, magari, come nel caso di Luigi, le diete che hai seguito finora sono state rigidissime, con pochissimi carboidrati e ti hanno reso nervoso, perché, nonostante tutto, non hai perso tutti i kg che volevi.

E ti trovi che ritorniamo di nuovo sullo stesso punto?

Le troppe restrizioni ti hanno fatto male e ora sei entrato nel *mood* che "se neanche stando digiuno dimagrisco, come potrei mai avere successo con una dieta in cui mangio di più?"

Niente di più sbagliato.

Se la pensi così, questa è la prima cosa su cui dobbiamo lavorare: se la parola "dieta" per te è associabile a qualcosa di negativo (come lo era nel mio caso), il tuo corpo si metterà in uno *stato di difesa* che a lungo andare, potrebbe portarti a uno stato di *stress* prolungato.

Proprio così, lo **stress**. Il peggior nemico di qualsiasi dieta, anche la più restrittiva. Anche per la chetogenica, che sembrerebbe la più efficace in perdita di peso.

Contare le calorie, limitarti nella vita sociale, estremizzare o fare eccessive limitazioni (quando non ci sono patologie specifiche che lo richiedono) incidono sul tuo stato psico-emotivo, generando stati di stress e nervosismo.

E indovina un po' cosa fa in questi casi la macchina perfetta del tuo corpo?

Produce **cortisolo**, definito anche come l'**ormone dello stress**, poiché è prodotto dal sistema nervoso, determinando l'aumento della concentrazione nel sangue di grassi e l'aumento della glicemia nei momenti in cui l'organismo è sottoposto a stress o maggiore tensione e ha bisogno di più energia.

In pratica, difende il tuo corpo per fare in modo che tu possa *reagire* a una situazione del genere.

Per farti capire bene il concetto, ti racconto un episodio che mi è accaduto questa estate.

Era il 1 agosto e stavo accompagnando mia madre e il suo cagnolino, un meraviglioso cavalier king di ben 10 anni, alla casa al mare.

Mia madre, dopo aver terminato gli esami a scuola, è lì che ama rilassarsi prima di riprendere la routine con i ragazzi super scatenati del liceo linguistico.

Durante il tragitto, ci accorgiamo però, di aver dimenticato una valigia a casa e non valeva la pena tornare indietro visto che avevamo fatto già una mezz'ora di auto.

Chiamiamo mia sorella che, per fortuna, ci viene subito in soccorso e si propone di raggiungerci a metà strada.

Così, io e mamma troviamo un enorme spiazzale in cui c'era una farmacia e decidiamo di fermarci lì ad aspettarla.

Scendiamo dall'auto, c'erano almeno 35 gradi e cerchiamo un posto all'ombra soprattutto per Sunny, il nostro cagnolino vecchietto, ma supereroe allo stesso tempo, visto che ci ha salvato la vita nel momento più buio, dopo la scomparsa di papà, con il suo amore incondizionato.

Eravamo tranquille lì a chiacchierare, quando due cani randagi, belli grossi, corrono verso di noi, puntando proprio il nostro Sunny.

La mia prima reazione fu di PANICO, ma poi, non so come (o meglio, ora te lo spiego) ho iniziato a ragionare molto velocemente.

Il mio cervello, in presenza di questo evento stressante, si stava già attivando: stava iniziando a rilasciare i cosiddetti ormoni dello stress, ovvero adrenalina, noradrenalina e cortisolo che mi avrebbero permesso di fronteggiare e superare il *pericolo* imminente.

L'adrenalina e la noradrenalina avevano permesso un aumento del battito del cuore, del respiro e della pressione arteriosa, predisponendomi all' *attacco e alla fuga*.

Senza che neanche me ne accorgessi, mi sono ritrovata con Sunny in braccio, preso nel modo giusto per non fargli male considerando i suoi problemi di artrosi, e correre il più lontano possibile,

Per il mio corpo la priorità era questa: SALVARE Sunny da un eventuale aggressione da parte dei due cagnoloni.

Contemporaneamente, il cortisolo stava riducendo alcune funzioni del corpo considerate in quel momento non indispensabili, come la digestione, per dare sostegno ad altri organi vitali, quali il cervello, per permettermi di correre sempre di più.

Il motivo per cui il mio cervello sprigionava tutti questi ormoni era per darmi anche l'energia per affrontare questa situazione.

Indovina un po' qual è la fonte di energia immediata che più fa *gola* al cervello?

Proprio loro, gli zuccheri, che vengono messi nel sangue per sostenermi durante lo stress della fuga.

Mia madre, contemporaneamente, cercava di non far avvicinare i cani che (purtroppo o per fortuna) non erano aggressivi nei confronti degli uomini, ma volevano proprio il cagnolino nostro.

Sicuramente era perché avevamo invaso il loro territorio, so che è così e avevano ragione.

Li capisco, sono stata tanti anni volontaria al canile e proprio per questo so quanto poteva diventare pericolosa la situazione per Sunny.

Per fortuna, una ragazza, sentendomi urlare, esce dalla farmacia e tiene a bada i cani: erano i suoi, avevano scavalcato la recinzione poiché avevano individuato una potenziale minaccia per il loro territorio.

La ragazza si scusa e li riporta a casa.

Io tremavo ancora tutta, ma il pericolo era scampato.

Una volta superato questo evento stressante, i livelli degli ormoni dello stress stavano tornando alla normalità.

Ed è questo quello che dovrebbe succedere in una situazione stressante che avviene una volta ogni tanto.

Ma... c'è un ma grosso quanto una casa.

Se si è costantemente sotto stress, invece, il livello di produzione degli ormoni rimane elevato, portando a una condizione di *stress cronico* che può provocare disturbi come ansia, stanchezza, irritabilità, ipertensione, diabete e malattie cardiovascolari.

Quindi sì, la risposta ormonale allo stress è sicuramente vantaggiosa per il nostro corpo perché ci permette di uscire *indenni* dalla situazione di pericolo nella maggior parte dei casi.

Ma, dal punto di vista del peso corporeo, un eccesso di cortisolo secreto a lungo termine determina l'aumento del grasso viscerale a livello dell'addome (hai presente le ciambelline sulla pancia? Sì, sto parlando proprio di quelle!) e incide moltissimo sulle difficoltà a dimagrire.

ZAAC! Tutto combacia!

Capisci perché ci tengo a precisare che la mia komodiet deve semplicemente adattarsi alla tua vita e farti vivere *senza stress*?

E con tutto il rispetto per le diete chetogeniche o quelle più restrittive, che talvolta propongo anche io, ma solo quando necessario e solo per un breve periodo di tempo, non sono di certo *questa grande botta di relax!*

Quindi seguimi perché andremo a scoprire tutti gli step per affrontare la miglior dieta che tu abbia mai seguito senza più essere costretto a rinunce e a tagli di calorie insensati... La miglior dieta è il tuo modo di mangiare da oggi in poi secondo la komodiet.

3.2 NON PERDO PIU' PESO!

In effetti, il problema delle diete troppo drastiche è proprio questo: se seguite per troppo tempo potrebbero addirittura **bloccare il tuo metabolismo.**

E, ti dirò di più, è una cosa assolutamente fisiologica.

La macchina perfetta, quale è il tuo corpo, dopo un po' di tempo, si abitua e capirà benissimo come smaltire i nutrienti e le kcal assunte tramite la dieta.

Se introduci meno calorie perché stai facendo una dieta restrittiva da molto tempo, il corpo risponde *adattando*si, creando una nuova situazione di equilibrio: in questo modo può permettere il corretto funzionamento dell'organismo anche in una condizione di restrizione calorica.

E' semplicemente un adattamento fisiologico.

Il tuo corpo non funziona di meno o peggio, il metabolismo si è solamente adeguato alle nuove (e poche) kcal da smaltire.

Il *sintomo* principale del blocco metabolico è proprio quello (indovina un po'?) di non scendere più di peso per settimane intere o addirittura mesi.

Più segui la stessa dieta per molto tempo, più è probabile che si verifichi il blocco metabolico.

Se ci metti pure che la dieta è anche in forte restrizione calorica, andiamo anche peggio se si può: stai abituando il tuo metabolismo a smaltire solo quelle poche calorie.

Questo succede perché il nostro corpo è pronto sempre a tutto, anche ad eventuali periodi di carestia.

É' una macchina perfetta, te l'ho detto.

Nel corso degli anni dell'evoluzione, infatti, durante i periodi di scarsità di cibo, il nostro corpo si è evoluto per *conservare* le riserve energetiche limitandone l'utilizzo.

Tutti gli organi e i tessuti del nostro corpo collaborano tra loro per gestire al meglio le riserve energetiche in caso di scarsità di cibo.

Per esempio, il tessuto adiposo (grasso) e il fegato regolano l'immagazzinamento delle energie ed il loro consumo.

Il tessuto muscolare regola la sua spesa energetica *sacrificando* una parte dei muscoli perché in quel momento non risultano *necessari*.

Tra l'altro (piccola parentesi che mi piace sempre rimarcare) risiede proprio qui la predisposizione delle donne nell'accumulare più grasso rispetto agli uomini: il corpo femminile è fatto per procreare, quindi deve essere SEMPRE pronto ad affrontare la fecondazione e la riproduzione.

(Abbiamo un'ottima scusa noi donne, vero?)

C'è da dire poi, che il nostro corpo ha una grande memoria, soprattutto per quanto riguarda un determinato peso sulla bilancia che lui *ritiene* essere il suo ideale ovvero quello più *in salute*. Non è detto, però, che questo peso sia quello *ideale* per te.

Una dieta che ha l'obiettivo finale di perdita di peso, deve essere modificata nel tempo per far in modo di *disattivare* la memoria del corpo, al fine di ritornare a perdere peso o in modo che il peso più salutare o quello con cui **TU** ti senti più a tuo agio venga mantenuto a lungo.

Quando fai una dieta drastica per molto tempo, il tuo corpo reagisce anche e, soprattutto su base ormonale.

La leptina è il principale ormone regolatore del metabolismo ed è prodotta soprattutto dagli adipociti (le cellule "chiatte", nel senso che sono proprio predisposte all'accumulo di grasso, il quale, come ti ho appena descritto, rappresenta una delle principali riserve energetiche a lungo termine).

La leptina diminuisce il senso della fame e favorisce la riduzione del peso corporeo e della massa grassa.

In condizioni normali i livelli di leptina aumentano dopo il pasto e si riducono nel digiuno prolungato.

Quando invece le riserve di grasso diminuiscono, le *cellule chiatte* riducono la sintesi di leptina per segnalare al nostro corpo che occorre aumentare l'assunzione di cibo e diminuire la spesa energetica.

La leptina è così importante anche perché regola gli ormoni tiroidei.

Anche la tiroide regola il metabolismo, segnalando all'organismo quanto velocemente deve lavorare e come utilizzare il cibo per produrre energia, ma di questo ne parleremo nel dettaglio più avanti.

Il punto è: se introduci poche calorie, viene prodotta poca leptina e di conseguenza vengono stimolati di meno gli ormoni tiroidei che avrebbero la funzione di stimolare, a loro volta, il metabolismo, abbassare la sintesi di colesterolo e provocare la perdita di peso.

Tutto ciò porta, ancora una volta, al blocco metabolico.

Scusami questa piccola parentesi scientifica, ma è per farti capire che non devi prendertela con il tuo corpo perché pensi di essere nato con un *metabolismo lento* e che la situazione non possa cambiare.

Non puoi e non devi rassegnarti a questa cosa.

La colpa è delle diete, amara verità.

Ma la komodiet, unitamente ad uno stile di vita adeguato, è la soluzione.

La komodiet fa convergere la perdita di peso e uno stile di vita che ami, così da non preoccuparti delle diete.

Come mai?

Nel prossimo paragrafo te lo spiego senza nasconderti nulla.

3.3 KOMODIET SBLOCCA TUTTO

Ti ho elencato alcune delle possibili cause secondo cui *dimagrisci solo con le diete super restrittive* o *il tuo metabolismo è in stallo.*

Non ti stupirai, quindi, se ora ti dico che le persone che hanno più difficoltà a perdere peso sono proprio quelle che *sono a dieta da una vita* e mangiano apparentemente benissimo!

A momenti, mangiano anche meglio di me!

Sono quelle persone che sanno esattamente quante kcal stanno assumendo, sanno anche quante gocce di dolcificante usano al giorno e studiano alla perfezione tutte le etichette degli alimenti.

Quando una persona del genere, come lo era anche Mariangela, viene in studio da me, da un lato vorrei fargli una *standing ovation.*

Mariangela è *apparentemente* la paziente perfetta.

Ha un'ottima cultura in termine di alimentazione, bilancia perfettamente i carboidrati rapportandoli nella giusta proporzione con le proteine e i grassi.

<<*Il mio lavoro qui è finito* (prima di iniziare)>>, sì l'ho anche pensato all'inizio.

Ecco perché da un lato le avrei fatto una standing ovation.

Solo da un lato però.

Dall'altro lato c'era un enorme problema: nonostante Mariangela fosse così *brava* e scrupolosa nel gestire la sua alimentazione, mi confessò che la sua bilancia era ferma lì, da 6 mesi e mezzo.

Ogni giorno apriva gli occhi, andava in bagno, saliva sulla bilancia e richiudeva gli occhi con la speranza che l'ago si muovesse nella direzione giusta, ma... niente.

Un giorno segnava 200g in meno, quello dopo 500g in più, la settimana dopo 700g in meno.

No, non era possibile.

"Io sono così attenta, so benissimo quello che posso e non posso mangiare e nonostante faccia veramente tanti sacrifici, non devo essere neanche ricompensata?" - mi disse.

<<Ma chi te lo fa fare>>, pensai anche io lì per lì.

Paradossalmente le persone che mangiano bene, sono quelle che perdono peso meno facilmente.

Lo so, è brutto sentirsi dire questa cosa.

Ma il motivo per cui succede te l'ho appena spiegato: il tuo corpo si abitua a smaltire quelle calorie che gli dai *tutte uguali* tutti i giorni, tutte le settimane, tutti i mesi.

Se hai raggiunto la forma fisica che desideravi e ti guardi allo specchio vedendoti esattamente come volevi all'inizio del percorso, va benissimo così! Hai raggiunto il tuo obiettivo, quindi ci fa piacere che il tuo corpo sappia esattamente come gestire il tutto.

Se non lo sei però, e il tuo obiettivo è ancora quello di perdere peso, allora...

Houston, abbiamo un problema!

Ma tranquillo, che Komodiet risponde!

In base alla tua situazione di partenza, con komodiet adotto 3 **protocolli sblocca tutto.**

1)   KOMOREVERSE

Quando una persona come Luigi mi si presenta con uno schemino alimentare in cui ci sono 80g di carboidrati (se gli va bene) durante tutta la giornata e segue questa tipologia di alimentazione ormai da... *non si ricorda neanche lui da quanto tempo...* la soluzione che propongo è rivoluzionare tutto quello fatto finora!

Se è vero che il metabolismo si abitua e capisce come smaltire le kcal che ingerisci, dobbiamo dargli da... lavorare.

Ora si sta riposando, su un bel materassino, immerso in acqua, con un cappello di paglia, occhiali da sole e un cocktail che sorseggia di tanto in tanto giusto per ricordarsi di *essere vivo.*

Con il protocollo komoreverse, noi lo facciamo ritornare... a riva.

Gli dobbiamo solo ricordare com'è che si svolge il suo lavoro.

E quale modo migliore per farlo se non quello di aumentare le kcal che deve smaltire?

Immagina di essere il proprietario di un resort in un posto bellissimo, ma che è la meta preferita dai turisti solo in estate, ad esempio.

L'inverno, quindi, è il tuo momento di relax, svago e, *perché no?* anche di vacanza!

Certamente svolgerai i tuoi compiti base: revisionare il resort, fare dei piccoli miglioramenti...

Quando però si avvicina l'estate, devi *riattivarti.*

I turisti stanno per arrivare, si aspettano di vivere la loro vacanza da sogno e tu non ti farai trovare impreparato: la mole di lavoro da gestire quadruplica e, anche se all'inizio ti sembra ingestibile, non ti tiri indietro.

Saprai esattamente, come hai già fatto, come *lavorare* per permettere a chiunque sia ospite del tuo resort di vivere un'esperienza indimenticabile.

Il concetto del komorverse è proprio questo rapportato però alle kcal: se aumentiamo gradualmente le calorie ingerite, il tuo metabolismo si *riattiverà* per smaltirle.

L'ha già fatto prima di seguire l'alimentazione che stai seguendo ora, ti ha già fatto perdere qualche kg, quindi non starà lì a guardare cosa succede se mangi di più.

Si sveglierà dal suo pisolino al largo e lavorerà per te, in modo che possa smaltire quello che hai mangiato in più rispetto al solito.

In questo modo hai fatto ricordare al tuo metabolismo e alla macchina perfetta quale è il tuo corpo, come reagire quando c'è un aumento calorico e risponderà ancora meglio agli eventuali piccoli tagli calorici successivi, facilitando la riduzione della massa grassa.

Con Luigi è proprio così che abbiamo fatto: le calorie del suo piano alimentare sono gradualmente aumentate per un mese, le abbiamo successivamente lievemente ridotte (non ai livelli di prima!) il mese successivo e abbiamo trovato la giusta via di mezzo per la *sua vita komoda* (per sempre, stavolta!)

2)   KOMORESET

Quando invece arriva una persona come Mariangela che non ha bisogno di perdere troppi kg, ma che nonostante segua una dieta perfettamente bilanciata, non riesce a smuovere l'ago della bilancia, è il caso di... premere il tasto reset e ripartire.

Il komoreset è un protocollo ideato da me che va eseguito solo per due settimane e ha lo scopo principale di dare uno *shock* al tuo metabolismo bloccato lì, appisolato e che non ha alcuna intenzione di rispondere alle tue richieste di aiuto.

È una sorta di *mima-digiuno* che Mariangela ha fatto solo per i primi 3 giorni della settimana per due settimane.

Non farti spaventare dalla parola *digiuno.*

In realtà Mariangela ha mangiato tranquillamente, ma lo ha fatto con alimenti che non risultavano così *pesanti da digerire* per il suo corpo. E lo ha fatto per due lunedì, due martedì e due mercoledì.

Da giovedì in poi, le sono stati re-introdotti, in quantità maggiore, i carboidrati e le proteine e sono stati rapportati in maniera pensata e particolare, per fare in modo che il suo metabolismo si risvegliasse dal sonno profondo e ritornasse a riva per capire cosa stesse succedendo.

In questo modo in sole due settimane ha perso 3 kg, contro i 200g che perdeva una settimana e rimetteva la settimana successiva.

Ma questo non mi interessava.

La cosa importante era capire se il suo metabolismo si fosse finalmente *sbloccato* e che quindi continuasse a perdere peso anche senza il komoreset o, quantomeno, non riacquistasse peso.

Ed effettivamente Mariangela perse un altro kg e mezzo dopo 3 settimane dal komoreset e andava benissimo così, considerando che non doveva perdere altri kg.

Tutto questo, accompagnandolo con un minimo di attività fisica che prima non si sarebbe mai sognata di fare, perché anche questa gioca un ruolo cruciale, per non dire *FONDAMENTALE* nello sblocco metabolico. Ma di questo parleremo più avanti.

3)   KETO-KOMODA

Capita sempre anche l'eccezione.

Quella persona, come Valeria, che ha difficoltà nella gestione dei carboidrati o più semplicemente degli zuccheri, poiché insulino-resistente e impossibilitata a fare un'attività fisica adeguata (almeno per il momento) che ha ritrovato la gioia di perdere peso proprio nella dieta chetogenica.

È vero, ho detto che sono contro le diete chetogeniche, perché sono troppo drastiche e perché, fatte per troppo tempo, portano solo danni, quali stress, blocco metabolico e nervosismo.

Quando segui la dieta chetogenica *standard*, mangi pochissimi carboidrati (meno di 40-50 g di carboidrati al giorno).

Ma restringere così tanto i carboidrati, nel lungo periodo, può creare tutti i problemi di cui ti ho parlato prima.

Il punto è questo: io odio le restrizioni, ma tralasciando me, la verità è che il tuo corpo ha bisogno di carboidrati per funzionare al meglio.

Infatti anche Valeria, dopo una fase iniziale in cui aveva finalmente ricominciato a perdere peso, si blocca.

Di nuovo.

Ecco perché ho pensato anche alle keto-komoda come metodo per *sbloccare* il tuo metabolismo.

Con questa strategia, invece di guardare solo dal binocolo i carboidrati sotto ogni forma (pane, pasta, frutta) per 21 giorni consecutivi (se non di più!), lo farai solo... 5 giorni su 7.

In pratica, per un periodo di tempo che stabiliremo insieme, sarai in chetosi fino al venerdì sera.

Ogni sabato e domenica, uscirai da questa prigione fatta di restrizioni e costrizioni, e potrai gustarti e goderti i tuoi amati carboidrati che ti sembreranno anche più buoni ora.

Una cosa la si apprezza di più sempre quando la si perde, vero?

La cosa ancora più bella è che *ciclizzando* la tua settimana in questo modo, otterrai tantissimi benefici:

1)   Soddisfare la tua voglia di carboidrati;

2)   Far lavorare il tuo metabolismo (che deve smaltire "poco" per cinque giorni, ma deve lavorare alla grande gli altri due giorni della settimana);

3)   Migliora la flora batterica intestinale: ti sentirai meno gonfia e anche il tuo umore sarà migliore.

Quindi sì, è un compromesso.

Ha qualche restrizione solo per farti godere di più il weekend.

E non la farai a vita, soprattutto.

Servirà, ancora una volta, a dare il via al funzionamento della macchina perfetta quale è il tuo corpo.

Vuoi avere un assaggio della vita... komoda?

Ho preparato per te una serie di ricette, gustose e komode, che ti aiuteranno ad affrontare più komodamente la tua vita!

Per scaricare il tuo ricettario, digita questo link nella finestra del tuo browser:

www.komodiet.it/bonuslibro

Ricordati di iscriverti al mio gruppo Facebook privato:

Dimagrire mangiando con komodiet-Dott.ssa Mary Di Lillo

Al suo interno ci siamo io ed un migliaio di miei pazienti che, prima di te, hanno intrapreso il loro viaggio verso la vita komoda, pronti a condividere con te informazioni, ricette e tantissimi video.

Ti senti già pronto e desideri metterti in contatto con me?

Allora vai sul mio sito, troverai tutte le informazioni per farlo:

www.komodiet.it

CAPITOLO 4

MA TU... STAI BENE?

Assodato che non c'è bisogno di rinunciare a *vivere* per perdere peso, ci potrebbero essere, però, delle condizioni in cui la macchina perfetta quale è il tuo corpo presenti qualche piccolo intoppo.

Dobbiamo tener conto, infatti, che, come ti ho illustrato nel capitolo precedente, ci potrebbero essere piccoli ostacoli che bloccano momentaneamente il nostro percorso di perdita di peso, ma che sono facilmente risolvibili con i protocolli **komodiet sblocca tutto.**

Ma potrebbe esserci anche altro che non dipende dalle *diete* fatte in passato o da quelle che stai seguendo attualmente.

Durante la prima visita in studio, un'altra tappa fondamentale, che porterà poi a stilare la *komodiet adatta alla tua vita,* è rappresentata dalle eventuali patologie che potrebbero portarti (o che lo hanno già fatto) a bloccare la perdita di peso.

Quando al paziente in studio faccio la domanda "ma tu... come stai?", quello che gli chiedo è proprio il fatto di parlarmi di tutte le patologie (anche pregresse), in modo che io abbia a disposizione anche un suo quadro clinico.

Questo aspetto non è da sottovalutare e non sto parlando solo di patologie *conclamate* quali diabete, patologie oncologiche, o altro.

Il fatto che tu non sia regolare dal punto di vista intestinale, che tu ti senta gonfio dopo un pasto, che tu soffra di disordini legati agli ormoni tiroidei o, anche che il tuo ciclo mestruale abbia una cadenza irregolare, **sono tutti aspetti che potrebbero ostacolare la perdita di peso.**

Non sbarrare gli occhi, ora!

Non pensare che ora il discorso di *una dieta senza restrizioni* non sia più valido.

Certo, io devo fare in modo che la tua patologia non rappresenti mai un ostacolo in tal senso con un'alimentazione mirata che adatterò sempre a te, alle tue abitudini, ai tuoi gusti.

Seppure dovessimo ridurre o eliminare determinate categorie di alimenti, non sarà un problema: ti consiglierò tante ricette *komode komode* che sapranno salvarti da questa situazione... scomoda!

Ma procediamo per gradi e vediamo insieme perché alcune patologie potrebbero ostacolare il tuo percorso di dimagrimento.

4.1 "NON MANGIO ALTRIMENTI MI SENTO MALE".

Quando con Michela, una mia paziente, siamo arrivate alla tappa del "tu come stai?" durante la prima visita in studio, lei mi confessa:

"Soffro di colon irritabile da anni. Ci sono dei giorni in cui il mio intestino si blocca completamente e io mi sento perennemente gonfia.

Quando accade questo, non riesco a seguire un'alimentazione corretta perché per giorni interi mangio solo riso in bianco, a pranzo e a cena e poi piano piano reintroduco le verdure.

Tutto ciò mi porta ad ingrassare o a non scendere più di peso. In pratica il colon irritabile sta condizionando il mio rapporto con il cibo.

Ho paura di mangiare sia per paura di sentirmi male, sia per paura di ingrassare".

La prima cosa che mi venne in mente quando Michela mi ha rivelato tutto ciò, fu una frase di Ippocrate, padre della medicina, vissuto più di duemila anni fa:

Tutte le malattie hanno origine dall'intestino.

Non c'è niente di più vero, ancora oggi.

Il microbiota umano, ovvero l'insieme di tutti i batteri presenti nel nostro intestino, oggi è considerato *vivo* e come tale subisce tantissimi cambiamenti nel corso della nostra intera vita.

Ogni persona ha un microbiota unico, diverso da tutti gli altri.

Inoltre, nel nostro intestino ci sono tantissime terminazioni nervose connesse con il nostro cervello che regolano le normali contrazioni di quest'organo ma che, di conseguenza, possono diventare contrazioni fastidiose o dolorose in periodi di ansia e stress (*sta sempre in mezzo lo stress!*)

Come qualsiasi cosa che abbia *vita,* anche il microbiota può ammalarsi, ovvero subire delle alterazioni della flora dei microrganismi di cui è composto, che potrebbero sfociare proprio nella *classica* sindrome da colon irritabile.

Tra i sintomi di questa sindrome ritroviamo: gonfiore, meteorismo, crampi addominali, stipsi o diarrea (o alternanza di entrambi).

È una situazione in cui il microbiota sta chiaramente mandando dei segnali più che evidenti per farsi soccorrere perché ha qualcosa che non va.

Ed è proprio quello che stava succedendo a Michela: il gonfiore perenne, quando non riusciva ad andare regolarmente in bagno, aveva messo un segnale di *STOP!* bello evidente alla sua perdita di peso, tanto da farle avere paura del cibo e il terrore della bilancia.

Premesso che non sono ancora del tutto chiare le cause che portano alla sindrome del colon irritabile o semplicemente al fatto che l'intestino non funzioni correttamente, si pensa che lo stress, anche in questo caso, possa giocare un ruolo fondamentale.

La miriade di terminazione nervose presenti nell'intestino, portano al fatto che *quando sei nervoso/stressato in testa lo sei anche a livello intestinale,* come dico sempre ai miei pazienti.

Da ciò puoi facilmente dedurre che se hai già una componente di stress che ti porta ad aumentare il cortisolo (come ti ho spiegato nel capitolo precedente) e ti porta anche ad avere disordini intestinali, con conseguente aumento del gonfiore addominale, io non posso aggiungere un'altra componente di stress come quella che potrebbe essere una dieta drastica. Priva di tutto.

Piena di stress.

È anche vero però che la sindrome del colon irritabile va curata migliorando il proprio stile di vita e l'alimentazione.

Appunto, *migliorando,* NON stravolgendo.

In questi casi, in base alla fase acuta, cronica o di recupero in cui ti trovi con il tuo colon irritabile, la komodiet ti verrà incontro.

All'inizio, nella fase acuta, ovvero quando il tuo colon non ti dà tregua tra crampi addominali, dissenteria e/o stitichezza estrema (che per fortuna potrebbe durare anche solo pochi giorni!), sarebbe meglio che evitassi alcuni alimenti che andrebbero maggiormente a irritare la tua mucosa intestinale, quali

- latte e formaggi freschi,

- verdure *che puzzano*, quali broccoli, scarole, cavolfiori

- e i legumi, i quali però potresti anche preferirli decorticati in quanto, solitamente, è la buccia del legume che potrebbe irritare il tuo intestino.

Questo solo per qualche giorno o al massimo qualche settimana, finché il tuo colon non riprenda a svolgere del tutto o in buona parte la sua funzione normale, ovvero quella di completare il processo di digestione con l'assorbimento di sostanze nutritive e di acqua necessari al nostro organismo ed espellere il materiale di scarto.

Una volta passata la *fase clou,* puoi riprendere a mangiare tutto regolarmente, reintroducendolo in piccole quantità e facendo più attenzione a *come* lo mangi, testando la capacità del lavoro del tuo intestino: ti accorgerai che le cose vanno meglio quando raggiungi una tua regolarità intestinale (che sia un'evacuazione di una volta al giorno o una volta ogni due giorni con feci formate).

Ad esempio, la frutta potrai prediligerla senza buccia (visto che la buccia è ricca di fibra che non sempre rappresenta un beneficio per un colon irritato), stessa cosa per i legumi.

O ancora, potrai preferire kefir e yogurt bianco come spuntini che mantengono la flora batterica in stato ottimale.

Tutto perfetto se tutti funzionassimo allo stesso modo.

Ci potrebbero essere, infatti alcuni alimenti che, a prescindere dalla fase in cui ti trovi, potrebbero ugualmente portarti a sentirti gonfio, *pieno di aria,* o che ti fanno star male per l'intera giornata.

Questa è una cosa che valuteremo insieme di volta in volta perché, come ti ho detto all'inizio, il tuo *microbiota è unico,* diverso da quello di qualsiasi altra persona.

Non ci sono regole standard, uguali per tutti.

Non potrei darti un foglietto pre-compilato con tutti gli alimenti che puoi o che non puoi mangiare in caso di colon irritabile.

E qui entra in gioco la komodiet, ancora una volta, che si adatterà a te e al tuo *personalissimo* microbiota.

4.2 QUELLO CHE NON SAPEVI SULL'OVAIO POLICISTICO

Quando noi donne abbiamo un ciclo irregolare e dalla visita ginecologica emerge la condizione di ovaio policistico, sembra che l'unica soluzione valida sia l'assunzione della pillola anticoncezionale.

Non ho nulla in contrario contro la pillola, anzi, per me è stata una manna dal cielo!

L'ho assunta per 10 anni e mi ha portato tantissimi benefici in termini di regolarizzazione del ciclo, sindrome pre-mestruale inesistente, ciclo che dura solo pochi giorni, pelle perfettamente liscia.

Il discorso, però, su cui ci si dovrebbe soffermare, è sulla sua *reale* funzione.

La pillola anticoncezionale, nella maggior parte dei casi (compreso il mio) NON cura l'ovaio policistico.

È semplicemente un *palliativo* della patologia, ma non la risolve.

La sindrome dell'ovaio policistico altera gli ormoni femminili che sono strettamente legati anche alla composizione corporea della donna: se questi ormoni sono alterati, la massa grassa si redistribuisce e aumenta a discapito della massa magra (più avanti affronteremo meglio il discorso del rapporto tra massa magra e massa grassa in modo più approfondito).

Quindi quando una donna con la sindrome dell'ovaio policistico (chiamata PCOS) mi riferisce un aumento di peso, io so che in gran parte, è dovuto a questo disordine ormonale.

Inoltre, una delle conseguenze maggiori della PCOS è l'amenorrea (assenza di ciclo) o cicli che fanno dei ritardi mostruosi.

Noi donne sappiamo bene cosa significa sentirsi gonfie per l'arrivo del ciclo o durante il ciclo stesso.

Immagina quando il ciclo *vorrebbe arrivare,* ma non arriva: la sensazione di pesantezza, di stress (*anche qui!*) , di gonfiore, sale alle stelle!

Ma non è questa la cosa più tragica.

Tra i fattori metabolici legati all'ovaio policistico c'è anche l'*insulino-resistenza* che potrebbe sfociare in una *iper-insulinemia.*

L'insulina è un ormone *ingrassante,* poiché facilita l'ingresso degli zuccheri (glucosio) nei tessuti cosiddetti *insulino-dipendenti* (soprattutto muscolo e tessuto adiposo) che hanno dei particolari recettori, i quali accompagnano l'insulina all'interno di essi. In questo modo lo zucchero arriva alla cellula che lo utilizza come fonte di energia.

Quindi tutto perfetto, se non fosse che potrebbero verificarsi dei casi in cui ci sia un aumento di insulina nel sangue dovuta a una iperproduzione della stessa da parte del pancreas che potrebbe essere associata a una minore capacità di captarla da parte dei recettori presenti sui tessuti.

La conseguenza è troppa insulina prodotta e in circolo nel sangue che il muscolo e il tessuto adiposo non riconoscono più come aiuto per ridistribuire gli zuccheri quando e dove servono.

Quello che succede in caso di **insulino-resistenza** è proprio questo: le cellule smettono di rispondere all'insulina quando questa arriva in corrispondenza della loro superficie; in tutta risposta, il pancreas produce quantità ancora maggiori di insulina, la cui quota nel sangue aumenta ulteriormente portando a una condizione denominata **iperinsulinemia**.

Tutto ciò rende ancora più grave la situazione, con il risultato che in poco tempo si assisterà a un aumento dei livelli sia di insulina che di zuccheri nel sangue, a causa del tentativo fallito del nostro corpo di contenere le quantità circolanti di zuccheri.

Anche l'ovaio, in generale, può essere colpito da insulino-resistenza, e ciò porterebbe a un aumento degli ormoni sessuali maschili (androgeni) che provocano l'alterazione di quelli femminili (estrogeni) e l'innesco del meccanismo tipico dell'ovaio policistico.

Con questo non ti so dicendo che tutte le donne che soffrono di ovaio policistico sono insulinoresistenti, ma che tra le due patologie c'è una forte correlazione.

Ecco spiegati, quindi, i gonfiori o l'aumento di peso che si registrano quando si soffre di PCOS.

La pillola anticoncezionale ha la sola funzione di mettere a riposo le nostre ovaie, bloccando il meccanismo di ovulazione; di conseguenza, alla fine di ogni mese di assunzione della pillola si ha un ciclo regolarissimo proprio perché non c'è stato il processo di ovulazione che, a causa delle troppe cisti (che non sono altro che un insieme di follicoli inattivi che normalmente dovrebbero essere deputati all'espulsione dell'ovulo per dare il via al processo di ovulazione, ma che in questo caso non sempre avviene dato che non c'è la presenza del cosiddetto follicolo dominante), risulta complicato nelle donne con PCOS.

Purtroppo però, quando si smette l'assunzione della pillola anticoncezionale perché si ha desiderio di una gravidanza o semplicemente perché si vuole fare una pausa da essa, niente ci garantisce che sia tutto risolto.

La pillola NON agisce sulle cause della patologia.

È questo il motivo per cui, se si vogliono vedere risultati reali in termini di miglioramento della condizione dell'ovaio policistico, si deve lavorare anche (e soprattutto!) sull'alimentazione.

Tranquilla, niente costrizioni o cose drastiche, ma solo una maggiore attenzione a quello che mangi.

La prima cosa di cui tengo conto quando stilo una komodiet adatta al tuo ovaio è il rapporto tra massa magra e massa grassa: all'inizio, infatti, ti ho parlato di come la PCOS potrebbe portarti ad un aumento del grasso a discapito del muscolo.

Se questo è già successo, dobbiamo fare in modo di *far mangiare* il tuo muscolo nel modo giusto, facendogli vincere la gara di corsa che sta disputando con il grasso per arrivare al cibo.

Un fattore fondamentale qui è dato proprio dall'attività fisica che permetterà più facilmente al muscolo di arrivare più *affamato* al suo traguardo.

Ti stupirà poi sapere che la dieta per un ovaio policistico di solito è ricca di... grassi!

Parlo di grassi buoni, come omega-3 e omega-6 contenuti in salmone, olio, frutta secca, pesce azzurro, che ti aiuteranno a migliorare anche l'eventuale insulino-resistenza.

E proprio per prevenire l'insorgenza di tale patologia, ti aiuterò pian piano a provare nuovi cereali, diversi dai classici pasta e riso (che non vanno assolutamente demonizzati!), perché porremo l'attenzione sul loro indice glicemico, ovvero quel valore che esprime la rapidità con cui gli tutti alimenti che contengono carboidrati fanno aumentare la concentrazione di glucosio (zucchero) nel sangue.

I cereali con un basso indice glicemico, quali riso basmati o pasta e riso integrali, o gli *pseudocereali* (così chiamati per il loro grande contenuto proteico rispetto agli altri cereali) quali quinoa, amaranto, miglio, possono essere di grande aiuto facendo sì che il rilascio di insulina sia tenuto più... sotto controllo!

Se non sei abituata al sapore di tali cereali, non preoccuparti: ti suggerirò moltissimi abbinamenti che te li faranno preferire al riso o alla pasta!

Faremo attenzione anche all'assunzione di latte e latticini e so che qui potrei trovarti... contrariata.

Spesso noi donne siamo super golose di formaggi, ma il latte e i suoi derivati, in caso di ovaio policistico potrebbero aumentare la formazione di cisti.

Non temere, troveremo un modo *komodo* per far sì che tu non ne senta la mancanza.

Ad esempio, la bella tazzona di latte parzialmente scremato o scremato che hai bevuto fino ad oggi a colazione, potremmo sostituirla con dell'ottimo latte vegetale (a me piace moltissimo quello di soia!) oppure se proprio non riesci ad apprezzare il gusto di una bevanda vegetale, ti consiglierò uno squisitissimo porridge che risulta perfetto se preparato con il latte di mandorla o quello di cocco.

E i formaggi, invece?

Sì, andrebbero evitati, ma non sono da escludere per sempre.

Una volta ogni tanto potrai consumarli, sempre in base ai tuoi gusti e alle tue abitudini.

Come vedi è tutto perfettamente e *komodamente* adattabile a te!

Tra l'altro, anche se non soffri nello specifico di PCOS, ma soffri, invece, di dismenorrea (ciclo mestruale molto doloroso) che ti porta mal di testa, nausea o crampi addominali o soffri di piccoli ritardi del ciclo dovuti a un particolare periodo di stress, una alimentazione komoda, che pone attenzione a quello che mangi, a come lo mangi e ai tuo gusti, fa al caso tuo!

Senza restrizioni e senza *diete drastiche a vita. E senza essere più schiavi della pillola!*

4.3 LA TIROIDE, IL CUORE DEL METABOLISMO

"Dottoressa, io soffro di tiroide, con me ci vuole un miracolo!".

Quante volte hai detto questa frase se anche tu, come Serena, soffri di patologie legate alla tiroide?

Qualche volta hai pensato di usarla anche come scusa, forse... no?

Però, ti devo dare ragione.

La tiroide è il cuore del metabolismo.

Ti ho già parlato del metabolismo nel dettaglio nel capitolo precedente e ti ho accennato come, se gli ormoni tiroidei sono alterati, il tuo metabolismo potrebbe subire uno stallo o un calo, proprio in virtù di un mal funzionamento tiroideo.

Gli ormoni della tiroide (T3 e T4) regolano il metabolismo basale (le calorie che il tuo corpo è in grado di smaltire a riposo), segnalando al tuo corpo quanto velocemente deve lavorare per produrre energia. Se gli ormoni tiroidei aumentano, la maggior parte dei tessuti aumenterà l'attività metabolica e il metabolismo basale si alza.

Questi ormoni sono tanto importanti anche perché intervengono nel metabolismo degli zuccheri e dei grassi.

In quello degli zuccheri, quando la tiroide svolge la sua normale funzione, i suoi ormoni favoriscono l'ingresso di glucosio nelle cellule, aumentano l'azione dell'insulina, con conseguente effetto ipoglicemizzante (diminuzione degli zuccheri nel sangue).

Nel metabolismo dei grassi, se la tiroide risulta *iperattiva*, c'è un aumento della lipolisi (il processo che libera i grassi nel sangue); al contrario, se la tiroide lavora poco, avviene la formazione degli acidi grassi nel tessuto adiposo (quello delle cellule chiatte).

Ecco spiegato perché i soggetti che hanno un rallentamento nel lavoro della tiroide tendono ad aumentare di peso.

È importante che tutti sappiamo quanto lavoro faccia la nostra tiroide e quanto importante sia nella regolazione del peso corporeo, in quanto la causa di un malfunzionamento tiroideo potrebbe derivare anche semplicemente da una dieta povera di iodio!

È successo anche a Serena, una mia paziente di appena 26 anni che da anni assume un farmaco per regolare la normale funzione tiroidea.

Serena non doveva perdere molti kg, giusto 3-4, ma la bilancia ormai segnava inesorabilmente, da ben due anni, lo stesso identico peso.

Nonostante assumesse il farmaco in dosaggi anche abbastanza elevati, il metabolismo non si decideva a ripartire.

In realtà nel suo caso, quello che abbiamo maggiormente riscontrato durante la prima visita in studio, non è stato tanto un aumento della massa grassa, quanto un aumento della ritenzione idrica.

Hai presente quando *credi* di bere abbastanza acqua, ma il tuo corpo continua a mandarti segnali come se non fosse in grado di smaltire i liquidi che introduci?

Hai la sensazione di urinare meno di quello che bevi, le gambe ti sembrano dei macigni e quando ti guardi allo specchio proprio non ti piace vedere in controluce l'accumulo di liquidi palese in alcune parti del tuo corpo sotto forma di buccia d'arancia.

Le cause della ritenzione idrica possono essere molteplici, ma nel caso di Serena erano proprio ascrivibili a una patologia legata alla tiroide che, nel suo caso, era di natura autoimmune: la tiroidite di Hashimoto, che ormai è diventata molto più comune di quanto si possa pensare, in quanto è possibile contrarla sulla base di una *predisposizione genetica individuale* (familiarità) , ma anche di *una interazione con fattori ambientali* (alimentazione povera in selenio e vit. D, farmaci, esposizioni a chimici ambientali, ecc.).

Per fortuna, non è una patologia invalidante se trattata nel modo giusto dal punto di vista medico (anche se i farmaci, come nel caso della pillola anticoncezionale, possono solo rallentare l'evolversi della patologia) e dal punto di vista alimentare.

All'inizio, probabilmente, come nel caso di Serena, sarà necessario partire da uno dei protocolli *komodiet sblocca tutto,* ma poi una giusta attività fisica e un'alimentazione *komoda,* adeguata alle tue esigenze, ti permetterà di arrivare al risultato che hai in mente, che sia in termini di peso o in termini di miglioramento della composizione corporea, con conseguente diminuzione della ritenzione idrica.

Se la natura della patologia tiroidea è autoimmune, dovremmo porre più attenzione alla qualità degli alimenti consumati perché alcuni alimenti potrebbero aumentare il grado di infiammazione (una difesa naturale del nostro corpo quando c'è, in generale, qualcosa di "estraneo"), ad esempio. Ma anche in questo caso, non sarà una cosa da evitare per sempre, ma da controllare e consumare con parsimonia.

Stesso discorso per la soia e le verdure appartenenti alla famiglia delle crucifere (cavoli, broccoli, verza, cavolfiore) poiché contribuiscono a sequestrare lo iodio, che è indispensabile per il corretto funzionamento della tiroide.

Per ridurre lo stato di infiammazione che sta subendo il tuo corpo, preferiremo alimenti che contengano una buona dose di selenio, un oligominerale con funzioni antiinfiammatorie, come le noci brasiliane, pesce, cereali e alimenti che contengano una buona percentuale di grassi omega-3 (olio di lino, semi di lino, di zucca, pesce azzurro, mandorle e nocciole, cereali in chicco del tipo: riso, quinoa, avena, grano saraceno, miglio e amaranto).

Una *komotip* che consiglio ai miei pazienti affetti da tiroidite di Hashimoto (e che male non fa neanche a chi non soffre di tiroiditi autoimmuni in quanto l'infiammazione potrebbe essere in atto in altri organi o tessuti del corpo) è quella di utilizzare lo zenzero e il peperoncino come insaporitori: le loro proprietà antiossidanti e antinfiammatori sono *musica per le orecchie* della tua tiroide!

Avendo un sapore anche abbastanza forte, ti permettono di utilizzare anche meno sale che, se soffri di ritenzione idrica come Serena, male sicuramente non fa!

Come puoi notare sono solo dei piccoli accorgimenti che non ti faranno vivere una vita di *privazioni:* ti permetteranno di tenere sotto controllo la patologia e, contemporaneamente, di arrivare all'obiettivo prefissato.

Vuoi avere un assaggio della vita... komoda?

Ho preparato per te una serie di ricette, gustose e komode, che ti aiuteranno ad affrontare più komodamente la tua vita!

Per scaricare il tuo ricettario, digita questo link nella finestra del tuo browser:

www.komodiet.it/bonuslibro

Ricordati di iscriverti al mio gruppo Facebook privato:

Dimagrire mangiando con komodiet-Dott.ssa Mary Di Lillo

Al suo interno ci siamo io ed un migliaio di miei pazienti che, prima di te, hanno intrapreso il loro viaggio verso la vita komoda, pronti a condividere con te informazioni, ricette e tantissimi video.

Ti senti già pronto e desideri metterti in contatto con me?

Allora vai sul mio sito, troverai tutte le informazioni per farlo:

www.komodiet.it

CAPITOLO 5

STENDITI SUL LETTINO

TI ho detto che komodiet è la dieta che si adatta komodamente alla tua vita e, per questo motivo, la prossima tappa è il nucleo centrale di tutto: è la tappa in cui mi devi raccontare proprio la tua vita.

Ancora più nel dettaglio.

È arrivato, quindi, il momento di... stenderti sul lettino comodissimo che troverai nel mio studio e mi racconterai tutti i tuoi... segreti.

So bene che ora penserai: "Ma cos'è, una seduta psicologica? Ma dove sono capitato?".

Ci scherzo anche io un pochino su questa cosa, perché trovo divertente l'espressione sorpresa, talvolta spaesata, che fanno alcuni pazienti quando chiedo loro di stendersi.

C'è chi mi ripete, quasi chiedendomi conferma: "Ma davvero devo stare completamente disteso?".

"Certo, devi farlo, ma tranquillo che non ti faccio del male!" -rispondo scherzando.

La posizione sdraiata in questo caso ha un duplice scopo: da un lato, permette a te di rilassarti e abbassare leggermente quella barriera difensiva che potresti ancora avere nei miei confronti non conoscendomi (ancora) abbastanza; dall'altro, tale posizione permette al tuo corpo di avere i liquidi uniformemente distribuiti per svolgere al meglio l'esame bioimpendenziometrico di cui ti parlerò più avanti.

È una seduta (non) psicologica più soft, vedila così.

Quello di cui mi parlerai in questo momento, sarà semplicemente la tua routine giornaliera.

Il tuo *modo di vivere,* i tuoi ritmi di vita e di orari, in base al tuo lavoro o alle ore che dedichi a studiare.

Mi parlerai anche di come solitamente trascorri il tuo tempo libero, se ti dedichi a un hobby in particolare o se preferisci rilassarti sdraiato su un divano a guardare la televisione.

Ti chiederò di essere sincero, anche perché solo così komodiet sarà perfettamente adeguata al tuo stile di vita.

Non intralcerò o vieterò le cose che più ami fare solo perché devi perdere qualche kg.

Se ad esempio, hai lavorato tutto il giorno e conti i minuti che ti separano tra la fine del lavoro e il ritorno a casa per poterti finalmente rilassare con un'ottima cena e con il tuo film o serie tv preferiti, sdraiato sul divano, sgranocchiando delle patatine super croccanti... non posso rovinarti il momento che aspetti da un'intera giornata *solo perché sei a dieta.*

Troveremo un punto d'incontro insieme.

Le patatine, il più delle volte, le mangi non perché la cena non ti abbia saziato a sufficienza, ma perché sono una coccola, un piacere, *un'emozione positiva* che ti fanno pensare a un momento felice della tua giornata tipo.

Inoltre, il fatto che ogni morso corrisponda a un *CRUNCH*, il tuo cervello le adora!

Doverle sgranocchiare, masticare, ti dà una soddisfazione assurda, ammettilo.

Sì, hai ragione, non sono propriamente dietetiche, ma, premesso che una volta ogni tanto non fanno male a nessuno, potrai sostituirle con dei pop corn ad esempio, che, secondo me, danno ancora più l'idea del *cinema a casa propria*.

I pop corn fatti da te, con un pizzico di sale, contengono pochissimi zuccheri e grassi e rappresentano, quindi, una valida alternativa alle patatine, sia dal punto di vista nutrizionale che dal punto di vista del *piacere* di fine giornata.

Ecco perché, più cose saprò di te, più la komodiet sarà *tua*.

Stesso discorso quando ti chiederò di raccontarmi la tua routine giornaliera in merito alla tua alimentazione.

A questo punto, quello che hai fatto nelle vecchie diete non mi importano più.

Non è necessario raccontarmi una tua eventuale alimentazione perfetta per farmi una buona impressione.

Non serve mentire, né a me né a te.

Ora devo capire come ti stai regolando con i vari pasti della giornata, se stai facendo attenzione a quello che mangi o se, stanco delle troppe diete e degli scarsi risultati, stai mangiando semplicemente quello che più ti va, senza badare alle kcal o ai macronutrienti o al tuo senso di sazietà.

Non voglio che tu abbia pudore nel dirmi che mangi tutti i giorni pane e nutella o un paio di merendine o che tu beva qualche birra durante la settimana.

Ci stiamo conoscendo, io non ti giudico.

Ho bisogno solo di capire qual è il tuo punto di partenza per stilare la tua komodiet.

Anche perché, molte volte, le cose che tu ritieni essere delle abitudini totalmente sbagliate, magari non lo sono.

Primo fra tutti, la colazione.

Quante volte ti hanno detto che la colazione è il pasto più importante della giornata e, di conseguenza, non deve mai mancare, anzi, deve essere abbondante?

Troppe volte, vero?

Infatti, proprio per questa errata convinzione, non hai idea di quanto debba insistere con alcuni pazienti per fargli *confessare* il fatto che saltino la colazione.

-   "Dottoressa, lo so che è sbagliato, infatti qualche volta la faccio!"

-   "Quante volte a settimana?"

-   "Ehm... una volta, a volte anche due..." – e abbassano lo sguardo.

Molto spesso, quando ricevo questa risposta, mi rendo conto di trovarmi di fronte una persona che non è solita fare colazione, ma che non avrebbe mai voluto dirmelo perché sa che è giusto farla.

Perché così gli è stato detto.

Premesso che, in alcune patologie, come per chi soffre di reflusso gastro-esofageo, sarebbe meglio non lasciare lo stomaco completamente vuoto per troppe ore consecutive, non è più considerato una verità assoluta il fatto che la colazione sia il pasto più importante della giornata.

Come ti ho già detto nei capitoli precedenti, per perdere peso hai bisogno di un deficit calorico e di una giusta ripartizione di kcal e macronutrienti durante la giornata.

Sia con la colazione che senza colazione, si dimagrisce lo stesso!

Per non parlare poi degli spuntini... altro dilemma! "Se li salti, il metabolismo rallenta!" oppure "Devi fare pasti piccoli e frequenti nel corso della giornata, così da mangiare ogni 2-3 ore" -manco fossi un neonato che ha realmente bisogno di mangiare così spesso.

Ebbene, anche gli spuntini tra un pasto principale e l'altro dovrebbero in realtà rappresentare una tua *scelta* e non una *costrizione* solo perché è giusto farli.

Non fraintendermi.

Non sto dicendo che fare gli spuntini ti faccia ingrassare o sia un'abitudine sbagliata, ma semplicemente che non sono una cosa indispensabile della tua giornata, a meno che non si verifichi una delle seguenti condizioni:

- Se hai patologie particolari, quali il reflusso gastro-esofageo o in protocolli alimentari particolari, quali quelli volti all'aumento di peso, ad esempio;

- Se noti un senso di fame a metà mattinata o a metà pomeriggio, sono perfetti: perché morire di fame?;

- Se arrivi troppo affamato ad un dei pasti principali rischieresti di non saziarti alla fine di quel pasto; ti conviene, dunque, prevenire questa situazione introducendo qualche *spezza fame* durante la giornata.

Fine.

Non c'è bisogno di fare questo terrorismo psicologico sugli spuntini.

Ami farli? Benissimo, nessuno te lo vieta.

Sono una *botta in fronte,* come si dice dalle mie parti, e rappresentano solo un peso? Non farli!

Vivi *komodamente* senza ansia da spuntino!

5.1 DIMMI COSA NON TI PIACE E DIVENTEREMO MIGLIORI AMICI

Ma non siamo ancora arrivati alla parte più difficile di "stenditi sul lettino".

La cosa più difficile da confessare, dopo aver bypassato le *pippe* mentali sulla colazione e sugli spuntini, è...

Rullo di tamburi...

......

Dirmi quello che proprio non ti piace, *quello che ti fa schifo* mangiare.

Perché, diciamocelo: ci sarà sempre qualcosa che proprio non sopportiamo neanche alla vista o all'odore.

Io in primis, come ti ho detto nel raccontarti la mia storia, mi sono fatta sempre mille problemi a dire agli amici o ai parenti durante un evento che consisteva in pranzi o cene fuori casa, che c'erano cose (all'epoca erano tantissime cose) che non volevo neanche vedere a tavola.

Te l'ho detto, preferivo non uscire invece di confessare tutto questo.

Facevo tutto *questo casino* perché avevo paura di cosa potessero pensare gli altri quando lo dicevo.

Figuriamoci tu, che dovresti confessarlo a una nutrizionista... 'Na parola!

So esattamente come ti senti.

Pensa che io, ancora oggi, sebbene mangi quasi tutto, c'è una cosa che proprio non riesco a tollerare... Il formaggio!

Solo l'odore mi dà la nausea e se, ad esempio, in un classico tagliere di salumi e formaggi, c'è una fettina di prosciutto crudo poggiata sul formaggio, beh... io non la mangio più!

Però, quando pongo questa domanda, la maggior parte delle persone sembra che mangi tutto, ma veramente tutto.

C'è solo una piccola parte di persone che è felicissima di dirmi che l'unica cosa che non gradisce sono i dolci, in particolar modo la nutella.

<<Non sai che ti perdi>>, penso sempre tra me e me, perché persino io la mangerei tutti i giorni!

Però, vedi, siamo sempre lì.

Ti hanno sempre detto che mangiare dolci è sbagliato e fa ingrassare, che per te è quasi un vanto non amarli.

Poi, però, ti butti sul salato, vero?

Ma ti assicuro che, a conti fatti, stiamo lì.

Pizzette, rustici, wurstel sono in buona parte paragonabili in termini calorici ai dolci.

Col senno di poi (e con gli anni di esperienza) ho capito che solo una piccola percentuale dei miei pazienti è stata sincera quando gli ho posto questa domanda in prima visita.

Ho scoperto solo al secondo, terzo o addirittura quarto controllo che c'erano uno o due o anche cinque o sei alimenti che escludeva a prescindere dalla sua komodiet perché stanco di mangiarlo o perché non gli era mai piaciuto o perché non lo gradiva più di un tot di volte a settimana.

Quindi, convieni con me che è meglio dirlo subito invece di ritrovarti con una dieta che faresti controvoglia, con cose che non ti piacciono e che ti *sforzi* di mangiare?

Meglio anche per me sapere subito se non gradisci, ad esempio, la frutta o la verdura, in modo che ti possa inserire subito delle ricette komode per camuffarle o, male che vada, potremmo valutare eventuali integratori multivitaminici qualora ci fosse una carenza del genere.

Meglio anche per me sapere che mangi solo i bastoncini come pesce, così evito di inserirti un merluzzo in bianco con i pomodorini che so che non apprezzeresti, ma potrei invece consigliartelo impanato da te con albume d'uovo, pan grattato e un pizzico di sale da cuocere in forno ventilato o padella antiaderente o in friggitrice ad aria per renderlo gustoso e croccante come i bastoncini.

Meglio anche per me sapere da subito che tanti alimenti *nuovi* quali l'avocado, la quinoa, l'avena, le bevande vegetali li guarderesti solo nel piatto degli altri.

Poi mai dire mai nella vita!

Può darsi che ci sia un evento scatenante, come è successo a me, che ti fa apprezzare uno o più alimenti che non avresti mai pensato di mangiare.

Ma se non succede, non importa.

E con komodiet non ti sentirai mai sbagliato o fuori luogo per questo.

5.2 DIMMI A COSA NON RINUCERESTI MAI

Se è vero che ci sono cibi che non mangeresti mai nella tua vita, ci dovrà essere anche l'altra faccia della medaglia: i cibi a cui non rinunceresti mai.

Insisto tanto nel dire che komodiet deve fare in modo di non farti mai sentire a dieta, ragion per cui è importante capire anche se c'è qualcosa che io non debba toccare nella tua routine giornaliera.

Se esiste quella cosa che devi per forza bere o mangiare tutti i giorni, altrimenti non ti sembra una giornata normale.

E qui casca l'asino.

Te l'ho detto che mi avresti raccontato tutti i tuoi segreti giunti a questa tappa.

Nel momento in cui ti porrò questa domanda, cominceranno a figurarti nella mente tutte le cose meno dietetiche di questo mondo.

Il cornetto con la nutella, spritz e patatine, litri di coca cola, kg di pizza, un bel panino con salame o mortadella...

"E ora come glielo dico a questa che io non rinuncerei mai a tutto questo?" – ti chiederai.

Ma io voglio sapere esattamente tutto quello che ti sta passando per la mente.

Sai perché? Perché poi *molleresti*.

Se ti fa iniziare bene la giornata fare colazione al bar con un cornetto e un cappuccino, non devi essere costretto a rinunciarci solo perché sei a dieta.

Vorrà dire che sei una persona che ha bisogno di zuccheri la mattina e se non li hai, potresti essere nervoso per il resto della giornata e non ti sentiresti pienamente appagato.

A lungo andare, poi, se io ti vietassi di fare una colazione del genere, rientreresti in quella altissima percentuale di persone (circa il 95%) che molla la dieta *perché non ce la fa più.*

È così che le diete falliscono.

È così che ti senti frustrato o in colpa perché non sei riuscito a portare a termine la missione che avevi in mente per te stesso.

Ed è proprio su questo che si fonda il mio metodo komodiet: evitare che tu *rinunci a te stesso.*

Certo, cornetto e cappuccino rappresentano un tipo di colazione il cui macronutriente principale è rappresentato da carboidrati e quindi da zuccheri e hai ragione a pensare che non siano un *pasto da dieta.*

Però se io so che rientrano tra le tue cose preferite, con komodiet cercheremo, anche in questo caso, di non escluderle totalmente.

Avrai delle alternative di ricette dolci, ma con ingredienti migliori che ti sazieranno anche di più!

E poi, se una volta ti andrà ugualmente di fare colazione al bar così, andrà benissimo lo stesso.

Magari lo farai coincidere con il pasto libero, magari potrai farlo più spesso quando sei in vacanza, ma sono tutte cose che decideremo insieme, per far sì che la dieta sembri il meno possibile... una dieta.

Pensa che anche io sono molto, ma molto golosa di dolci.

Non riesco a non finire un pranzo o una cena con qualcosa che abbia un minimo di sapore dolce.

Sarebbe bellissimo se potessi mangiare un gelato o una fetta di pane e nutella tutti i giorni, ma i miei valori di colesterolo, trigliceridi e di glicemia salirebbero alle stelle!

Volendo, dunque, tutelare anche un pochino la mia salute, ho trovato una soluzione *komoda*: un piccolo quadratino di cioccolato fondente riesce ora a farmi sentire appagata.

Naturalmente non è così dolce come può essere la nutella, ma ora il mio cervello si è *ri-abituato* a questo gusto: meno dolce, più salutare e più che soddisfacente.

In più, come le patatine, anche il cioccolato fondente dà la sensazione di *CRUNCH!* che soddisfa pienamente la nostra mente.

Rimanendo in tema di zuccheri, anche bere quattro, cinque, dieci caffè al giorno con una puntina di zucchero, potrebbe rappresentare un problema soprattutto per la glicemia o per chi soffre di ovaio policistico poiché potrebbe aumentare la possibilità di sviluppare insulino-resistenza, ovvero la condizione in cui le cellule smettono di rispondere all'insulina e il pancreas ne produce quantità ancora maggiori, portando, a lungo andare, a una iperinsulinemia, come spiegato nel capitolo precedente.

Ma come posso farti rinunciare al caffè?

Se ti chiedessi una cosa del genere, molleresti prima di iniziare.

E io non voglio questo. Voglio che, insieme, arriviamo ai tuoi sogni.

Quindi, devi dirmi quanti caffè bevi in modo che io possa consigliarti come zuccherarli!

Al netto di patologie, diabete in primis, ci sono alcuni validissimi dolcificanti che possono dare il giusto sapore al caffè senza alterarne il gusto e senza creare danni collaterali alla tua salute quali l'aumento della glicemia.

Come vedi, di soluzioni ce ne sono tante e io ti ho fatto giusto qualche piccolo esempio.

Più mi racconti di te, più komodiet non sarà mai una dieta.

Vuoi avere un assaggio della vita... komoda?

Ho preparato per te una serie di ricette, gustose e komode, che ti aiuteranno ad affrontare più komodamente la tua vita!

Per scaricare il tuo ricettario, digita questo link nella finestra del tuo browser:

www.komodiet.it/bonuslibro

Ricordati di iscriverti al mio gruppo Facebook privato:

Dimagrire mangiando con komodiet-Dott.ssa Mary Di Lillo

Al suo interno ci siamo io ed un migliaio di miei pazienti che, prima di te, hanno intrapreso il loro viaggio verso la vita komoda, pronte a condividere con te informazioni, ricette e tantissimi video.

Ti senti già pronto e desideri metterti in contatto con me?

Allora vai sul mio sito, troverai tutte le informazioni per farlo:

www.komodiet.it

CAPITOLO 6

MA LO VUOI SAPERE IL PESO?

Quando entri in uno studio di nutrizione qualsiasi, probabilmente la prima cosa che ti salterà all'occhio è la bilancia su cui dovrai pesarti.

Magari conosci già il tuo peso e vuoi solo una *conferma* da una bilancia più professionale di quella che hai a casa.

Magari, invece, non ti pesi da una vita e sei curioso o spaventato nel conoscere il tuo peso.

Però è così.

Se pensi alla visita da una nutrizionista, automaticamente nella tua mente si materializza la figura di quell'oggetto messo lì, sul pavimento, con tanti numeri e un display e una eventuale lancetta che può migliorare o peggiorare la tua giornata: la bilancia.

In realtà, quella che secondo te è la prima cosa o, addirittura, la cosa più importante che si fa da una nutrizionista, per me è solo *una delle tante cose.*

Pesarti sulla bilancia sicuramente NON è la cosa a cui do più valore durante una visita, sia che si tratti di una prima visita sia che si tratti di un controllo mensile.

Quello che compare sulla bilancia è, appunto, *solo* un numero che però potrebbe cambiare in meglio o in peggio la tua giornata.

E no, non deve essere così.

Un oggetto, quale la bilancia o il numero che compare su di essa non dovrebbe mai avere un'influenza così importante su di te.

Se poi ci mettiamo anche il fatto che il numero sulla bilancia non dice NULLA in merito a quello che sta avvenendo nel tuo corpo, allora potremmo quasi ignorarlo del tutto; ma di questo ti parlerò più avanti.

Il punto è che io non voglio che tu sia costretto a vedere quel risultato che compare su quell'oggetto che tanto temi se non ti va o semplicemente se non te la senti.

Il motivo per cui non ti *costringo* a conoscere il tuo peso è perché quel numero che compare sulla bilancia è fin troppo... *ballerino*.

Non so se ci hai mai fatto caso, ma il tuo peso potrebbe cambiare anche nell'arco della stessa giornata.

La mattina, appena sveglio, dopo essere andato in bagno e prima di fare colazione, sali sulla bilancia in biancheria intima e vedi un determinato numero che potrebbe essere completamente diverso (anche

1-1,5kg di differenza!) rispetto a se ti pesassi la sera, prima di andare a dormire.

Perché succede questo?

Perché la mattina sei a stomaco vuoto, la sera hai le kcal necessarie introdotte nell'arco della giornata che *pesano* sulla bilancia.

Questo non significa che devi stare digiuno! È semplicemente per farti capire che non puoi dare affidabilità al 100% a un semplice numero.

Per non parlare di quando fai un pasto libero o di quando hai problemi ormonali o intestinali.

Hai mai provato a pesarti il giorno dopo aver passato una serata all'insegna del divertimento con pizza e birra, ad esempio?

Quando lo faccio io, la bilancia segna anche 2 kg in più!

Anche io mi farei prendere dal panico, ed è proprio questo il motivo per cui non bisognerebbe mai pesarsi dopo uno *sgarro*.

Però, ragioniamo insieme: può essere mai possibile che in un solo pasto tu abbia messo 2 kg di grasso?

Te lo dico io: no, è assolutamente impossibile.

La massa grassa ha bisogno di tempo per formarsi, ha bisogno di un surplus calorico (calorie al di sopra del metabolismo basale) consumate per un periodo di tempo prolungato senza poter essere smaltite con un'adeguata attività fisica.

Quindi quei grammi o kg che vedi in più sulla bilancia il giorno dopo un pasto abbondante, non sono altro che liquidi che, ancora una volta, *pesano* sulla bilancia.

E ancora, come ti ho già detto nei capitoli precedenti, il peso dipende anche dalla tua regolarità intestinale: un colon irritato che può portare a stitichezza o dissenteria ha come conseguenza immediata un aumento o uno stallo del peso.

Stesso discorso per quanto riguarda il ciclo mestruale: pesarsi durante questo periodo, porta inevitabilmente a vedere qualche oscillazione (negativa) sulla bilancia, *per colpa* della ritenzione idrica che si concentra proprio in quei 5-6 giorni di flusso mestruale.

"Tutto vero, ma io noto delle oscillazioni di peso nell'arco di una settimana, sebbene stia attenta a pesarmi lontano dal ciclo e dal pasto libero" - potrebbe essere una tua obiezione.

Ed è normale anche questo!

Il peso da un giorno all'altro può subire delle variazioni positive o negative anche semplicemente in base al fatto di aver bevuto più o meno acqua, di essere andato in bagno regolarmente, di esserti o meno allenato...

Insomma, le variabili sono veramente tante.

Non ci sono regole standard neanche questa volta.

Quando ti sarai alzato dal lettino comodissimo e dopo avermi raccontato tutti i tuoi segreti, la prossima domanda che ti farò è quella che non ti aspetteresti mai da una nutrizionista:

"Ma lo vuoi sapere il peso?"

Il "Sì", deve essere una tua *scelta* conoscerlo o meno.

Quello che stai per intraprendere con komodiet, deve essere il percorso più consapevole e senza costrizioni che tu abbia mai fatto in vita tua.

Ogni tua scelta, unitamente a tutto ciò che mi dirai di te durante la prima visita, rappresentano tanti piccoli tasselli che io metterò insieme per stilare la dieta che si adatta alla tua vita.

6.1 NON VOGLIO SAPERE QUANTO PESO

Forse non te lo aspetti, ma la frase del titolo di questo sotto-capitolo, la sento più spesso di quanto tu possa pensare.

Certo, tu hai appena letto tutta questa *ramanzina* in merito al numero della bilancia, tanto che ora sei in grado di non lasciarti influenzare da esso.

Quando ho conosciuto Gessica, però, questo libro non esisteva ancora.

Gessica vive in Svizzera, ma ci ha tenuto ugualmente a fare la prima visita di persona, sebbene poi i controlli mensili, per forza di cose, sarebbero stati online.

È una ragazza molto simpatica, autoironica, che fa spesso battute sul suo aspetto fisico e sulla sua alimentazione non del tutto corretta.

Quando si è distesa sul lettino, mi ha confessato di essere consapevole del fatto che avesse bisogno di un'educazione alimentare perché con gli orari del nuovo lavoro non riusciva più a fare un *pasto decente.*

Salta i pasti e quando ritorna a casa la sera, talvolta anche a mezzanotte, mangia di tutto e di più perché, giustamente, *ha fatto la fame* (come simpaticamente ironizza lei) durante il resto della giornata.

Quando arriva il momento di pesarsi però, Gessica mi gela con questa frase: "Mary, non voglio assolutamente sapere quanto peso. Guardalo solo tu. Poi di mese in mese mi dirai *QUANTO* e *SE* sono dimagrita".

Lì per lì rimasi a bocca aperta: non mi aspettavo questo discorso da lei, in quanto, all'apparenza mi era sembrata completamente diversa.

Il fatto che fin da subito scherzasse su quanto le piacesse mangiare e di quanto, però, allo stesso tempo, fosse consapevole che nell'ultimo periodo si fosse lasciata un pochino andare, mi aveva portato quasi a non farle la domanda: "Ma lo vuoi sapere il peso?".

L'autoironia iniziale era solo una maschera per nascondere le sue insicurezze più profonde.

Gessica è consapevole che qualcosa non sta andando bene, ma allo stesso tempo, non è ancora pronta a guardare quel numero che forse non sarebbe stato quello che si aspettava.

Sfido chiunque a mostrare la propria *debolezza* senza pensarci due volte.

Guardare subito quel numero sarebbe stato come una doccia fredda per lei, che le avrebbe portato subito a fare i conti con una eventuale realtà a cui non era pronta ancora al 100% a interfacciarvisi.

Guardare quel numero avrebbe significato avere la *certezza* che le cose avevano preso una brutta piega e, magari, avrebbe portato come conseguenza a chiudersi ancora di più in se stessa.

In più avrebbe dovuto fare i conti con gli *altri.*

Le sue amiche, sapendo che aveva appena fatto una vista da una nutrizionista, probabilmente le avrebbero subito fatto la domanda: "Quanto pesi?" e lei, a quel punto, non poteva inventarsi un peso diverso.

Le si sarebbe letto in faccia.

Quindi, *meglio non saperlo.* Mai.

O almeno, finché non sarà pronta a conoscerlo.

Anche ai successivi controlli mensili, sebbene siano avvenuti a distanza, tramite una videochiamata, Gessica non ha voluto sapere il peso.

Non ti dico quante risate ci siamo fatte insieme!

Stando da sola in Svizzera, non poteva pesarsi senza guardare il peso, quindi ha escogitato un modo poco convenzionale che se ci ripenso rido ancora.

Pur di non sapere il suo peso, durante la videochiamata, Gessica ha inquadrato la sua bilancia in modo che potessi leggere il peso tramite lo schermo del suo cellulare, ma lei, nel frattempo, era con gli occhi chiusi!

Questo perché Gessica NON voleva conoscere il suo peso, ma voleva sapere quanto effettivamente avesse perso.

E puoi ben capire il perché.

È molto più semplice rispondere alla domanda che ti faranno sicuramente *gli altri*: "Quanti kg hai perso questo mese?"

Ti gratifica di più sapere la differenza rispetto alla prima volta e i miglioramenti che stai facendo.

E anche chi ti fa questa domanda, non può che farti i complimenti quando rispondi di aver perso 5, 10 o 20kg.

Adesso Gessica di kg ne ha persi molti e mi ha detto di essere pronta!

Al prossimo controllo, che faremo di persona, vorrà sapere il suo peso.

Me l'ha detto lei. Senza costrizioni.

Ha *scelto* di conoscerlo ora, quando si guarda allo specchio e si piace di più.

6.2 VOGLIO SAPERE QUANTO PESO

Tutto questo, però, non significa che ci sia qualcosa di male nel voler sapere subito il proprio peso.

La domanda: "Ma lo vuoi sapere il peso?" te la farò sempre perché voglio che tu possa vivere serenamente (e komodamente!) l'inizio di questo percorso insieme.

E se la risposta coincide con il voler conoscere da subito il tuo punto di partenza in termini numerici, allora ben venga che sia così!

Non ti nego che il 70% dei miei attuali pazienti, infatti, ha quasi *bisogno* di questa consapevolezza.

Può rappresentare la motivazione giusta da cui partire perché forse non avevi mai raggiunto in vita tua un peso del genere.

Probabilmente all'inizio sarai pervaso da un mix di emozioni che vanno dalla rabbia e/o delusione nei confronti di te stesso e arrivano alla volontà di migliorare in quanto ora sei consapevole che le cose devono cambiare.

Questa è *musica* per le orecchie di una nutrizionista!

Sapere di avere un paziente che seguirà al 100% la dieta perché è super motivato: non c'è gioia più grande!

Il problema, però, è che questo potrebbe portarti anche all'*impazienza*.

L'aver visto quel numero che non ti aspettavi, farà viaggiare la tua mente alla velocità della luce alla ricerca della soluzione che sia più immediata possibile: **vuoi perdere tutto e subito**.

L'*istinto* ti dice che già da domani non vuoi più vedere quel 9 o 8 o 7 o 6 o 1 come primo numero sulla bilancia.

Ed è qui che devi fermarti e ragionare. Anzi, ragioniamoci insieme.

Secondo te, è meglio perdere nel giro di pochissimo tempo 10, 15 o 20 kg con una dieta super drastica, che ti fa soffrire la fame, ma che appena raggiungi un risultato soddisfacente ti porterà a lasciarti andare e quindi a rimettere in altrettanto poco tempo i kg persi? Magari anche con gli interessi?

Oppure è meglio seguire una dieta *komoda,* senza restrizioni, che ti farà perdere magari più lentamente i kg, ma una volta che se ne sono andati, saranno persi per sempre perché la dieta è diventata il tuo stile di vita e non ti sembra di rinunciare a nulla?

L'istinto ci salva (quasi) sempre dalle situazioni che avvertiamo come pericolose o dannose.

In questo caso, però, dobbiamo *approfittare* anche della ragione.

Ragionando, la risposta a questa domanda la sappiamo entrambi.

Ecco perché, voglio che tu, consapevolmente, decida di conoscere il tuo peso.

Anche perché, avere da subito un buon rapporto di *amicizia* con la bilancia, può rappresentare un inizio di *accettazione* di te stesso:

Se sai da dove parti, puoi pianificare ancora meglio dove vuoi arrivare.

Hai la piena consapevolezza del percorso che stai per intraprendere e hai un'ottima motivazione nel condurre la strada che ti porterà al risultato finale.

Non vedrai l'ora di tornare in studio dopo i famigerati 30 giorni di komodiet per scoprire i kg persi di mese in mese.

Il tutto avverrà senza fretta, con il tempo di cui tu (diverso da tutti gli altri 6 miliardi di persone al mondo) hai bisogno.

Komodamente, dritti alla meta!

Vuoi avere un assaggio della vita... komoda?

Ho preparato per te una serie di ricette, gustose e komode, che ti aiuteranno ad affrontare più komodamente la tua vita!

Per scaricare il tuo ricettario, digita questo link nella finestra del tuo browser:

www.komodiet.it/bonuslibro

Ricordati di iscriverti al mio gruppo Facebook privato:

Dimagrire mangiando con komodiet-Dott.ssa Mary Di Lillo

Al suo interno ci siamo io ed un migliaio di miei pazienti che, prima di te, hanno intrapreso il loro viaggio verso la vita komoda, pronte a condividere con te informazioni, ricette e tantissimi video.

Ti senti già pronto e desideri metterti in contatto con me?

Allora vai sul mio sito, troverai tutte le informazioni per farlo:

www.komodiet.it

CAPITOLO 7

CE L'HO IL PASTO LIBERO?

Io amo il mio lavoro.

Nel senso che ne sono proprio innamorata.

Amo vedere voi pazienti soddisfatti dei risultati che raggiungete.

Adoro il fatto che, in piccola parte, sono stata io ad aiutarvi nel vostro percorso di ritrovamento dell'amore verso voi stessi.

Ma c'è una cosa dell'essere nutrizionista che proprio non mi va giù per colpa dei troppi *pregiudizi* che ti (anzi, ci!) hanno imposto con le varie diete che ti hanno propinato o di cui hai sentito parlare.

Ora chiedo a te di metterti nei miei panni.

Immaginami in una serata o un evento con amici e parenti.

Una giornata di convivialità in cui si festeggia un matrimonio, un battesimo o un compleanno o semplicemente una giornata in cui non c'è un'occasione particolare, ma è ugualmente una cena o un pranzo fuori con amici.

Io mi siedo a tavola e... tutti gli occhi sono puntati su di me (e so solo io quanto odio stare al centro dell'attenzione...)

<<*Vediamo cosa ordina la nutrizionista*>>, pensano tutti.

Io magari ordino un panino, delle patatine fritte o una pizza o qualsiasi cosa mi vada in quel momento.

Lì per lì cala un silenzio tombale.

<<*Ma come??? È una nutrizionista e mangia queste cose?*>>

Dopo aver sentito il mio ordine, la persona in fondo al tavolo che aveva ordinato solo petto di pollo e insalata in un sabato sera con amici, solo perché non voleva fare brutta figura con me, ora si sente quasi tradita.

Agli occhi di qualcuno potrei perdere addirittura di credibilità, come se predicassi bene e razzolassi male.

A quel punto, c'è sempre il più spavaldo del gruppo che, spinto inconsciamente dalla curiosità degli altri commensali, si anima di forza e coraggio e la butta sullo scherzo: "AH! Ma allora anche Mary mangia!"

Per non parlare del dopo cena.

Magari tutti pensano di ordinare un dolce e a me non chiedono neanche se magari lo gradisco anche io.

<<*Sei una nutrizionista, sicuramente non mangerai dolci*>>.

Ecco che, a volte, mi passa la voglia di andare fuori a cena con troppe persone.

Però, so che non è colpa loro.

Tutti abbiamo sempre un'accezione negativa delle parole *dieta* o *alimentazione corretta.*

"Se sei a dieta, dimenticati la pizza, i dolci e tutto ciò che abbia un buon sapore".

Ci hanno sempre detto questo. Ci hanno sempre fatto credere che questo sia un mondo di restrizioni, costrizioni e rinunce.

Sai tutto questo come si traduce?

Infelicità.

Incostanza.

Resa.

Io non voglio vivere una vita così. Ecco perché credo fortemente nel mio metodo komodiet con la sua idea di una dieta komoda senza restrizioni e con il suo, sempre presente, pasto libero.

So benissimo che durante la prima visita, la domanda che vuoi farmi quasi immediatamente, ma che a volte non *osi* farmi perché pensi di sapere (sbagliando) che non avrai una risposta positiva oppure perché preferisci rinunciarvi pur di perdere prima di subito i kg che hai in mente, è proprio questa:

"Ce l'ho il pasto libero?"

Premesso che, in determinati protocolli quali, ad esempio, quello chetogenico standard, un eventuale sgarro NON è previsto per 20 giorni per fare in modo che si instaurino specifici meccanismi cellulari, il pasto libero non può farti altro che bene.

Ma prima di parlarne nel dettaglio, facciamo un passo indietro e chiariamo una volta per tutte cos'è un PASTO LIBERO per come lo intendo io, nel mio metodo komodiet.

Il pasto libero, in una komodiet, o *sgarro* è un pasto in cui NON sei a dieta.

Ne consegue, quindi, che quando decidi di farlo, puoi mangiare effettivamente tutto quello che vuoi.

Vuoi una pizza, una birra, un gelato, delle patatine o... tutto insieme? Va benissimo!

In quel momento della giornata ti stai liberando dalla routine settimanale e stai mangiando e assaporando qualcosa di diverso da quello che mangi gli altri giorni.

Puoi mangiare tutto ciò che gradisci naturalmente, però, tenendo conto della tua salute: se, per esempio, sei intollerante al lattosio o allergico a qualche tipologia di alimento non puoi consumare quel cibo che ti fa star male.

Devi goderti quel pasto libero dai pensieri e senza ripercussioni sulla tua salute.

Fare un pasto libero non vuol dire abbuffarsi, ma sentirsi liberi e spensierati; con uno stomaco sottosopra, non è che ti stia godendo del tutto serenamente la giornata.

È per questo importante che il pasto libero venga fatto con *consapevolezza*: senso di sazietà, quello che più ti piace e... alimenti che più ti mancano!

7.1 PERCHE' DEVI FARE UN PASTO LIBERO

Ci sono due principali motivi per cui in una komodiet è **vivamente consigliato** fare un pasto libero:

1. Aiuta il tuo metabolismo a rinascere!

Hai letto bene.

E la spiegazione a ciò è più semplice di quanto tu possa pensare.

Se durante la settimana abbiamo stabilito che, in base al tuo metabolismo basale, le kcal di cui necessiti giornalmente per perdere peso sono un tot, cosa succede al tuo corpo quando fai un pasto libero e tali kcal raddoppiano se non triplicano?

Tranquillo, non si mette lì ad accumularle nella tua massa grassa presentandoti il conto a fine mese.

Non succede questo se il tuo pasto libero è introdotto in maniera pensata nella tua komodiet e se lo si fa in una mezza giornata a settimana, anzi!

La macchina perfetta quale è il tuo corpo sa bene come fare!

Il fatto di dover smaltire tutte quelle kcal diverse da quelle del resto della settimana, è come se riattivasse il metabolismo: in questo modo si rimette a lavoro per combattere contro quel surplus calorico.

È proprio uno dei modi per non far *annoiare* o *addormentare* il tuo metabolismo con il rischio di stallarlo o condurlo inevitabilmente al blocco della perdita di peso.

Tutto questo vale se fatto, per l'appunto, nell'occasione del tuo pasto libero e non *continuamente* nell'arco della giornata.

Mi spiego meglio.

Come ti ho precisato nei capitoli precedenti, al di là di qualsiasi tipologia di dieta, l'unico metodo che permette una reale perdita di peso è il deficit calorico.

Se tu mangiassi ogni giorno per molte settimane, mesi o anche anni, tante kcal che vanno molto al di sopra di quelle che il tuo metabolismo basale è in grado di smaltire, allora sì che vengono trasformate in grasso.

Il segreto, invece, è quello di prendersi gioco del metabolismo: una mezza giornata a settimana (o due mezze giornate, a seconda dei casi) in cui si aumentano le kcal introdotte, porta a non far dimenticare al tuo corpo come deve lavorare continuando a perdere peso.

2. Aiuta te a sentirti più libero

Premesso che komodiet è la dieta senza scomode restrizioni, anche io ho bisogno di staccare, una volta a settimana dalla mia solita routine lavorativa e... alimentare.

Il fatto che una volta a settimana mi goda *komodamente* un pasto totalmente diverso rispetto a quello fatto nei sei giorni precedenti, mi fa sentire bene, molto meglio, ancora più carica nel cominciare la settimana successiva.

È così anche per te, vero?

Non vedi l'ora che arrivi il sabato sera per liberare i tuoi pensieri, staccare un po' la spina.

E certo, devi staccarti anche dalla dieta, anche se si tratta di una komodiet.

In questo modo ti risulterà molto più facile ricominciare le tue abitudini dal lunedì successivo e ti peserà ancora meno *lo stare a dieta.*

È questo uno dei piccoli segreti per non perdere la motivazione, per fare in modo che tu sia costante nel seguire la komodiet e per avere poi risultati che durino nel tempo.

Farti stare mesi interi senza un po' di libertà, non porterebbe a nulla.

In questo modo, invece, la komodiet diventerà un vero e proprio stile di vita che non abbandonerai mai, neanche dopo aver raggiunto il tuo obiettivo, perché è come se... non stessi a dieta. Mai.

Quindi, ecco per te le **5 REGOLE PER GODERTI KOMODAMENTE IL TUO PASTO LIBERO!**

1) Fatti passare tutti gli sfizi!

Come ti accennavo precedentemente, il pasto è libero, totalmente libero, nel vero senso della parola.

Se, durante la settimana, hai voglia di quel particolare alimento che non è previsto nella tua komodiet, è questa l'occasione per *farti passare lo sfizio* e gustarlo!

È proprio questo il modo per non farti mancare mai nulla nella tua alimentazione quotidiana.

Un cornetto alla nutella, di tanto in tanto, lo mangio anche io e ti assicuro che, una volta mangiato, *passato lo sfizio*, non ho voglia di mangiarlo per il resto della settimana.

Non diventa, quindi, un'abitudine di tutti i giorni.

Ma il fatto di sapere che, quando arriva il momento del pasto libero, posso rimangiarlo, se ne ho voglia, mi fa seguire meglio la komodiet durante la settimana e non mi fa sentire in gabbia, costretta a rinunciarvi per sempre.

2) Non pesarti il giorno dopo.

Il surplus calorico introdotto con un pasto libero, potrebbe *pesare* sulla tua bilancia.

È una diretta conseguenza. Se mangi di più, pesi di più.

Ma, non dimenticarti la cosa più importante: il tuo corpo è una macchina perfetta.

L'introduzione di un quantitativo calorico superiore alla norma porta il tuo corpo a immagazzinarlo lì per lì sotto forma di liquidi, NON di grasso!

Alcuni studi hanno dimostrato che per ingrassare di un kg di peso ci vogliono anche più di 7000 kcal, ovvero una decina di pizze margherite!

Paradossalmente, è più facile perdere peso che mettere peso!

Questo perché il nostro corpo modula il dispendio calorico: se si mangia poco si entra in una modalità di risparmio (come ti ho spiegato nel capitolo del blocco metabolico) se si mangia troppo si tende a dissipare energia, a maggior ragione se si aggiunge un'attività fisica adeguata che permette di *bruciare* le kcal più velocemente.

Quindi, quei grammi o quel chiletto in più che potresti trovare sulla tua bilancia, svanirà magicamente se ti pesi dopo due giorni dal tuo pasto libero, che corrisponde al tempo necessario per far sì che il tuo corpo smaltisca i liquidi accumulati.

3) Idratati a sufficienza.

Hai notato che dopo aver mangiato una pizza o un hamburger in un pub o dopo aver bevuto un paio di birre, il giorno dopo hai una sete che non finisce più?

Un pasto libero ha sicuramente più sale, più olio, più zucchero e più condimento in generale rispetto a quello che ingeriamo normalmente durante la giornata.

Ecco spiegata la sete.

Nella regola n°2 poi, ti ho precisato che il tuo corpo ora non deve far altro che smaltire i liquidi in eccesso e per farlo ha bisogno di più... acqua!

Sembra strano, ma è così.

Più acqua ingeriamo dall'esterno e meno il corpo ne trattiene, liberandola e facendoci urinare più spesso.

4) NON fare digiuni o diete detox

Non devi sentirti in colpa dopo un pasto libero, ti ho detto io di farlo.

Non devi pensare subito a come rimediare.

La soluzione più allettante potrebbe anche sembrarti quella di saltare un pasto o, addirittura, digiunare del tutto.

Non ce n'è bisogno.

Ti ho spiegato, infatti, quanto un pasto libero possa essere funzionale al tuo metabolismo per rammentargli la sua missione di perdere peso.

È tutto già calcolato.

Anche il pasto libero rientra nella tua routine settimanale e nella tua komodiet.

Prendersi una piccola pausa dalla dieta, NON vanifica i risultati che hai raggiunto finora.

Ti basterà semplicemente riprendere la komodiet da dove l'avevi lasciata per ritornare a perdere peso.

Niente rinunce, solo la tua dieta, così com'è.

5) Muoviti!

Non mi riferisco a maratone o ad allenamenti estenuanti solo per smaltire in fretta le kcal introdotte con lo sgarro, ma il movimento, che può essere anche tradotto con una semplice passeggiata, è la soluzione migliore per far riprendere le funzioni metaboliche del tuo corpo.

In ogni komodiet che si rispetti, l'attività fisica è una delle chiavi del successo.

Praticare sport regolarmente aiuta il tuo corpo a smaltire più velocemente le calorie introdotte ed a digerire al meglio il pasto libero fatto il giorno prima e di questo parleremo nel dettaglio in uno dei prossimi capitoli

Vuoi avere un assaggio della vita... komoda?

Ho preparato per te una serie di ricette, gustose e komode, che ti aiuteranno ad affrontare più komodamente la tua vita!

Per scaricare il tuo ricettario, digita questo link nella finestra del tuo browser:

www.komodiet.it/bonuslibro

Ricordati di iscriverti al mio gruppo Facebook privato:

Dimagrire mangiando con komodiet-
Dott.ssa Mary Di Lillo

Al suo interno ci siamo io ed un migliaio di miei pazienti che, prima di te, hanno intrapreso il loro viaggio verso la vita komoda, pronte a condividere con te informazioni, ricette e tantissimi video.

Ti senti già pronto e desideri metterti in contatto con me?

Allora vai sul mio sito, troverai tutte le informazioni per farlo:

www.komodiet.it

CAPITOLO 8

LA MATEMATICA PUO' ESSERE UN'OPINIONE

In uno dei precedenti capitoli ti ho spiegato quanto il numero sulla bilancia abbia relativamente poca importanza.

Un pasto libero, il ciclo mestruale, una irregolarità intestinale, una situazione emotiva stressante sono tutti fattori che influenzano quel numerino lì, ai tuoi piedi, in maniera negativa.

Quel numero, molto spesso, dal momento che risulta compromesso da una qualsiasi di queste cause, non è *reale.*

Non ci dice nulla di quanto stia accadendo realmente nel tuo corpo.

Potrei dirti che devi arrivare per forza a un determinato peso corporeo che risulterebbe essere l'ideale per te, ma ti prenderei solo in giro.

A me piace essere precisa e soprattutto chiara con i miei pazienti: durante le visite avrai tutte le informazioni possibili in merito ai cambiamenti che stanno avvenendo dentro di te nel momento in cui inizi il percorso con komodiet.

Per fare questo, non posso di certo basarmi esclusivamente su una *pesata qualsiasi*.

Nel corso della prima visita, e nel corso di tutti (sì, proprio tutti) i controlli mensili che seguiranno, i miei pazienti sanno per filo e per segno come sta cambiando la loro composizione corporea, la loro forma fisica e solo, come diretta conseguenza, anche il numero sulla bilancia.

Ogni visita che sia online o in studio comprenderà sempre un'analisi bioimpendenziometrica ed un'analisi antropometrica.

So che ti sembrano dei paroloni assurdi che pronunciano solo i dottori che non vogliono far capire di cosa parlano, ma ora ti spiegherò nel dettaglio cosa intendo.

8.1 QUAL E' IL MIO PESO IDEALE?

Partiamo dalla cosa più *basic* e più gettonata che ti aspetti che ti dica il nutrizionista non appena termina di visitarti e pesarti: quanto *dovresti* pesare.

Ora infrangerò una delle più grandi certezze che pensavi di avere, ma è arrivato il momento di guardare in faccia la realtà:

IL PESO IDEALE NON ESISTE.

Lo so, è una botta al cuore.

Il fatto di non avere un obiettivo preciso in termini numerici potrebbe destabilizzarti.

Oppure potrebbe farti considerare le cose da un altro punto di vista.

Il *presunto* peso ideale si calcola tramite il BMI (Body Mass Index), ovvero l'indice di massa corporea.

Il calcolo del BMI consiste nel rapporto tra il peso di un soggetto adulto e il quadrato della sua statura.

In funzione del BMI, un individuo può rientrare in una delle cinque classi di peso:

1)   Sottopeso (se il BMI è <18.5);

2)   Normopeso (se il BMI è compreso tra 18,5 e 24,9);

3)   Sovrappeso (se il BMI è compreso tra 25 e 29,9);

4)   Obesità di primo grado (se il BMI è compreso tra 30 e 34,9);

5)   Obesità di secondo grado (se il BMI è compreso tra 35 e 39,9):

6)   Obesità di terzo grado (se il BMI è > di 40).

Ma... stiamo dando i numeri?

Va bene che, prima di essere una nutrizionista, sono una biologa e sono a favore della scienza esatta senza se e senza ma, ma in questo caso non possiamo ragionare esclusivamente in base a un mero rapporto peso/altezza.

Il peso ideale dovrebbe tener conto della media aritmetica tra peso minimo (al di sotto del quale non devi scendere, altrimenti sei sottopeso) e peso massimo (al di sopra del quale non devi salire, altrimenti sei sovrappeso).

Ma stiamo scherzando?

Non siamo robot e non siamo tutti uguali.

Non siamo numeri.

Ecco che, quindi, qui nasce la mia obiezione sul fatto che, in alcuni casi, come nel calcolo del peso ideale, la matematica può essere un'opinione.

Come può la sola altezza della persona determinare se si è in una condizione di sovrappeso o obesità?

Perché è questo l'unico fattore (oltre al peso attuale) che il BMI prende in considerazione per valutare un individuo.

È chiaro, quindi, che questo calcolo, puramente matematico, mostra una scarsa precisione, non tenendo conto della costituzione di una persona (e quindi dell'entità dello scheletro) o della muscolatura stessa.

Ti faccio un esempio:

Prendiamo in considerazione un soggetto sano, che fa un discreto allenamento in palestra, alzando pesi più o meno elevati e che punta ad aumentare la sua massa muscolare.

Abbinando un'alimentazione corretta alla sua tipologia di allenamento e al suo obiettivo, dopo un tot di mesi, questo soggetto si vede finalmente scolpito, con gli addominali ben evidenti e con i bicipiti da fare invidia ai body-builder professionali.

Ha, quindi, aumentato di gran lunga la sua massa muscolare rispetto a quella di partenza.

A parità di volume, il muscolo pesa più del grasso (in realtà, sarebbe più corretto dire che un kg di muscolo pesa esattamente quanto un kg di grasso, ma è più concentrato. In sostanza a parità di volume, due kg di muscolo occupano più o meno lo stesso spazio di un solo kg di grasso... ma sono dettagli tecnici su cui non voglio dilungarmi).

Il punto su cui voglio farti riflettere è che una persona che aumenta la massa muscolare e diminuisce la massa grassa pesa di più sulla bilancia.

Allo specchio è più *magra* di prima, ma la bilancia segna qualche numerino in più.

Di conseguenza, l'aumento di peso corrisponde a un aumento del BMI (dato dal rapporto peso/altezza) e si potrebbe arrivare al punto in cui il soggetto potrebbe risultare *matematicamente* sovrappeso o, addirittura, obeso.

Ma siamo realisti.

Diresti mai che un body-builder o una persona qualsiasi che si allena in palestra e ha degli addominali scolpiti, sia sovrappeso?

Naturalmente no.

Ed ecco che escono fuori tutti gli scheletri dall'armadio del BMI!

Non puoi essere solo un numero derivante da un calcolo matematico esatto fatto in base alla tua altezza o al tuo peso di quel giorno in quel preciso momento.

Il calcolo del tuo peso ideale non è solo un numero.

Ci sono altri strumenti che permettono di conoscere meglio la tua condizione di partenza e quella di arrivo in termini di salute e di composizione corporea ideale e tra poco li scopriremo ad uno ad uno.

8.2 CONOSCI A FONDO IL TUO CORPO?

L'esame per eccellenza che ci permette di capire cosa accade nel nostro corpo è l'analisi bioimpendenziometrica, più comunemente nota come BIA.

Ricordi quando in uno dei capitoli precedenti ti dicevo di stenderti sul lettino?

Oltre che per farti rilassare e raccontarmi le tue *segrete abitudini alimentari*, te l'ho fatto fare anche per permettere al meglio l'esecuzione di questo esame.

La BIA funziona con il principio secondo cui passa all'interno del tuo corpo una piccolissima scarica elettrica a bassissima intensità e non invasiva (tranquillo che non prendi la scossa!) e determina la condizione del tuo corpo nel momento in cui viene eseguita.

Al termine dell'esame che dura appena cinque secondi, avremo informazioni in merito al tuo metabolismo basale, alla distribuzione dei liquidi nel tuo corpo, al tuo movimento giornaliero, alla tua massa grassa e alla tua massa magra e tanto altro.

Certo, è uno strumento e, come tutti gli strumenti di misurazione, ha sicuramente un margine di errore, ma è una delle cose attualmente esistenti più precise sull'analisi della composizione corporea.

Anche in questo caso, quando leggeremo insieme lo schema della BIA, ci saranno dei parametri numerici di riferimento che ci guidano su quella che dovrebbe essere la tua condizione ideale in base al tuo peso, la tua altezza, la tua età e al sesso maschile o femminile.

Naturalmente però, saranno interpretati tutti *in chiave personalizzata,* tenendo conto del tuo stile di vita, delle tue abitudini e della tua eventuale attività fisica o sportiva.

La cosa che più di tutte ci fa capire se sei in una condizione corporea ottimale è la composizione corporea che tramite la BIA viene analizzata nel dettaglio.

Non è il peso a dirti se devi *dimagrire* o *ingrassare,* ma il rapporto tra massa magra e massa grassa è quello che dovrebbe importarti più di qualsiasi altra cosa.

Più del numero sulla bilancia.

La massa magra è tutto quello che non è grasso, dunque ossa, pelle, organi, acqua e massa muscolare.

La massa grassa è la quantità totale dei grassi presenti nel tuo corpo.

Ne conviene, quindi, che un buon rapporto tra le due (ampiamente a favore della massa magra) è indice anche di una condizione salutare ottimale.

L'esempio del ragazzo che si allena in palestra ti ha fatto già capire cosa intendo, ma, se non ti ho ancora convinto, ti chiedo:

"Preferisci vederti secco o magro?"

Perché sì, c'è una bella differenza.

Un numero basso sulla bilancia, non indica che tu abbia poca massa grassa.

Molto spesso, magari, è solo indice di *poca massa magra,* soprattutto poca massa muscolare.

Una persona *secca* potrebbe vedere il numero dei suoi sogni sulla bilancia, ma avere una pessima composizione corporea: proprio come quando si fa una dieta per perdere peso e l'obiettivo è vedere quel numero sulla bilancia, *fregandosene* del fatto che magari ora, anche se si pesa meno, si è più *flaccidi* o, addirittura, non sembra che si abbia perso peso.

Quando succede questo, purtroppo, si è perso peso sacrificando la massa muscolare.

L'errore che molti fanno è di considerare un traguardo il numero sulla bilancia che si erano prefissati nella mente come obiettivo, anche se per raggiungerlo si è sacrificata buona parte della massa magra.

Questo NON è un percorso di dimagrimento corretto.

La massa grassa è una componente del nostro corpo e deve esserci, ci mancherebbe!

Non deve essere mai eliminata del tutto perché svolge alcune funzioni vitali all'interno dell'organismo.

Ma la massa magra, comprendendo la maggior parte di tutto ciò di cui siamo fatti, deve esserne *molto di più* rispetto a quella grassa.

Un buon allenamento abbinato a una alimentazione adatta al tuo stile di vita, ti permetterà di preservare (o aumentare, in base a come vuoi vederti) la massa magra e di eliminare buona parte di quella grassa nel caso in cui questa fosse in eccesso.

Quindi, ripeti con me: vedere il numero sperato sulla bilancia, non ti farà vedere, come diretta conseguenza, gli addominali se hai sacrificato tutta la massa magra.

Per tale ragione, a ogni controllo mensile, io ti peserò sulla bilancia per capire effettivamente le tue variazioni di peso in termini numerici, ma ti eseguirò sempre l'analisi con la BIA per valutare di volta in volta cosa perdi e cosa metti.

È importante capire la *quantità* di quello che perdi in termini di kg, ma lo è ancora di più capirne la *qualità* e quindi, valutare la tua composizione corporea

La BIA è un'analisi perfetta per noi nutrizionisti, ma ha un limite: indica la tua massa grassa totale, in tutto il corpo, ma non indica dove si trova.

Potresti avere un grasso ben distribuito nei vari distretti corporei oppure potresti averlo localizzato solo in uno o due distretti.

Questa informazione non la fornisce la BIA, ma per fortuna esistono le pliche!

Con il plicometro, un piccolo strumento a pinza, analizzerò nel dettaglio esclusivamente il tuo grasso, *staccandolo* dal muscolo in punti precisi del tuo corpo e misurandone la quantità per valutarne una eventuale localizzazione.

Anche la distribuzione del grasso mi può dare un'idea su come si modellerà il tuo corpo durante il percorso con komodiet: un grasso ben distribuito, il più delle volte, viene perso in maniera uniforme in tutto il corpo; un grasso localizzato, invece, potrebbe essere più resistente ai cambiamenti dovuti alla dieta o all'allenamento, ma sicuramente non è impossibile da eliminare!

Te l'ho detto, mi piace essere precisa.

E voglio che anche tu ti renda conto di quanto puoi *migliorare* rimanendo sempre lo stesso, senza stravolgerti la vita.

Vuoi avere un assaggio della vita... komoda?

Ho preparato per te una serie di ricette, gustose e komode, che ti aiuteranno ad affrontare più komodamente la tua vita!

Per scaricare il tuo ricettario, digita questo link nella finestra del tuo browser:

www.komodiet.it/bonuslibro

Ricordati di iscriverti al mio gruppo Facebook privato:

Dimagrire mangiando con komodiet-Dott.ssa Mary Di Lillo

Al suo interno ci siamo io ed un migliaio di miei pazienti che, prima di te, hanno intrapreso il loro viaggio verso la vita komoda, pronte a condividere con te informazioni, ricette e tantissimi video.

Ti senti già pronto e desideri metterti in contatto con me?

Allora vai sul mio sito, troverai tutte le informazioni per farlo:

www.komodiet.it

CAPITOLO 9

MUOVITI... KOMODAMENTE!

"*Eccaallà*! Lo sapevo che ora mi attaccava la ramanzina sull'attività fisica, su quanto sia importante correre almeno 2 volte al giorno perché altrimenti non perdo peso, bla bla bla..."

L'hai pensato leggendo il titolo di questo capitolo, vero?

Ed è così che immagini la tua vita non appena inizi(*avi*) una dieta (prima di komodiet): addio uscite con amici, addio riposo e benvenuta nuova vita (*terribile*) piena di riso e petto di pollo e di ore e ore passate in palestra, altrimenti *sei spacciato*... Nel senso che è realmente inutile che inizi a fare una dieta se non fai un allenamento fatto per bene almeno 4 volte a settimana per almeno 2 ore ogni volta.

Ti svelo un altro piccolo mio segreto.

Io sono pigra. Ma tanto.

Se credi nell'astrologia, puoi ben immaginare anche il mio segno zodiacale.

Sì, proprio dei Pesci.

Sicuramente hai incontrato nella tua vita una persona del segno del Pesci: viviamo in un mondo tutto nostro, a volte ci allontaniamo completamente dalla realtà, sogniamo ad occhi aperti e la maggior parte del tempo vorremmo stare lì, seduti, a contemplare la vita e a pensare a come migliorarla. Un po' lo facciamo perché siamo anche estremamente sensibili, ma la verità è che siamo di una pigrizia senza eguali.

Fosse per me, io dormirei anche dieci ore al giorno. O meglio, passerei la maggior parte della giornata a rilassarmi. A guardare la TV senza pensieri.

Beh, credo che ormai questo lo abbia capito anche tu... Altrimenti non avrei mai pensato di ideare il mio metodo con il nome proprio di **komodiet!**

Odio le costrizioni sia in termini di alimentazione drastiche sia in termini di *vita.*

Non sopporto chi mi dice quello che devo fare solo perché è *così che si deve fare.*

Non sopporterei mai di vivere una vita in un certo modo, lontana dalle mie abitudini, da chi sono io, solo perché devo *omologarmi* al resto del mondo.

Allo stesso tempo, però, come ti raccontavo nel primo capitolo in cui ti ho parlato della mia storia, non mi sarei mai sognata che una persona con la testa dura e pigra come me, avrebbe iniziato a fare quel minimo di attività fisica che aveva sempre snobbato.

È la vita che ci pone di fronte a situazioni diverse e sta a noi scegliere come affrontarle.

Ragion per cui, sì, durante la prima visita ti chiederò se svolgi una particolare attività fisica o sportiva o se hai intenzione di iniziarla, perché anche in base a questo cambia la tua komodiet.

Non posso negare che fare attività fisica migliori la vita in generale, in termini di forma fisica, di umore e di perdita di peso, ma quello che ti propongo io è *scegliere* quella giusta.

Pensare a quella che fa per te.

Ora capirai meglio, per questo ti conviene continuare a leggere e scoprirlo.

9.1 NON SERVE ESSERE ATLETI

La sedentarietà è il peggior nemico per la salute.

Pessima notizia per noi pigri, ma è la dura realtà: condurre uno stile di vita sedentario aumenta il rischio di malattie cardiovascolari, di diabete e di tumori.

Il nostro corpo è una macchina perfetta e ha bisogno di funzionare bene per esprimere al meglio le sue funzioni.

Abbiamo necessariamente bisogno di movimento per fare in modo che la massa magra sia sempre stimolata e che, quindi, il metabolismo abbia sempre un motivo per continuare a lavorare come spiegato precedentemente, e anche (*e soprattutto, ahimè!*) per ridurre il rischio di determinate patologie.

Non abbiamo scuse: ci sono troppi studi che confermano come lo sport sia una vera e propria terapia per patologie cardiovascolari come la pressione alta, infarti o scompensi cardiaci in generale poiché riduce i fattori di rischio a esse collegate, quali obesità, stress, dislipidemie (colesterolo e trigliceridi alti, per intenderci).

Aiuta ad abbassare i livelli di glicemia e a perdere peso più facilmente e più a "lungo termine" poiché permette di perdere massa grassa e di mantenere costante o aumentare la massa magra.

Persino nei casi di steatosi epatica, ovvero quella condizione in cui le cellule del fegato sono piene di lipidi (grassi), l'esercizio fisico può migliorarne senza dubbio la condizione in quanto, al netto di patologie reali a carico del fegato, la steatosi si instaura per un sovraccarico metabolico associato a sovrappeso, ipertensione e dislipidemie.

Quindi io, in qualità di nutrizionista, ti dovrei dire (come ti avranno già detto gli altri nutrizionisti) che DEVI fare attività fisica, altrimenti non ne esci migliore.

Ma a me non piace costringerti a fare qualcosa che non ami fare.

E, per fortuna (di noi pigri), la verità è che...non occorre essere atleti per trarre beneficio da un'attività fisica, anche se blanda.

Anche perché un esercizio fisico intenso con un carico di pesi importante non può essere certamente adatto a chi soffre di mal di schiena, ad esempio.

La buona notizia è che, con il mio metodo komodiet, anche l'attività fisica deve adattarsi a te.

Non ti costringerò mai a diventare un body-builder se non è quello che desideri.

Con komodiet sarai tu a *scegliere* quello che più ti piace fare, quel minimo di attività fisica che non ti peserà e che non dovrà mai essere una cosa che devi importi controvoglia solo per raggiungere il peso desiderato.

Così come è successo a me e alla mia mamma, come ti raccontavo nel primo capitolo: abbiamo semplicemente *scelto* la cosa che più poteva avvicinarsi alla nostra personalità e al nostro stile di vita e non ci siamo stancate mai.

Chi è che si stanca delle cose belle? Chi è che si lamenterebbe di un qualcosa fatta con piacere e che, allo stesso tempo, aumenta l'autostima visto che porta benefici estetici non indifferenti e a migliora il proprio stato di salute?

Fare quello che ti piace fare ti risveglierà la mente. Noterai, infatti, che più lo fai, più avrai voglia di farlo ancora.

Questo anche perché lo sport attiva la *felicità:* l'attività fisica produce endorfine, ormoni *positivi* che generano quella sensazione di serenità.

Ti accorgerai, poi, di quanto il tipo di attività fisica che fa per te abbia dei poteri magici: riduce lo stress, l'ansia, le preoccupazioni e perché no, ti aiuta magari anche a uscire dai momenti bui che potresti star attraversando in un periodo particolare della vita, come è successo a me.

Iniziai a *muovermi komodamente* con lo scopo di trovare una valvola di sfogo per uscire dalle stanze buie e tristi della mia mente.

Non ci avrei puntato un euro, ma così è stato. E ora mi ritrovo a fare sempre quel minimo di attività fisica, al punto di sentirmi piena di dolori o incompleta solo nei giorni in cui...non la pratico!

Se ti ricordi, invece, per mia madre è stato un ottimo motivo per ricominciare a vivere al di fuori di casa sua: la socializzazione è una delle cose più belle che fa accadere uno sport di gruppo.

Il punto è che non DEVI fare attività fisica, ma puoi *scegliere* di farla per tutti i benefici che ti ho appena descritto.

Solo scegliendo liberamente lo sport che fa per te, lo farai realmente con piacere, con costanza e potrai ottenere tutti i risultati sperati.

Un po' come quando dico che con komodiet non ti sentirai mai a dieta: con quel minimo di attività fisica che farai ti sentirai in forma senza sforzi estremi.

9.2 FAI CIO' CHE VUOI

Finora hai avuto i tuoi motivi per fare o non fare un tipo di attività fisica.

Magari sei troppo pigro come me, troppo impegnato, non hai tempo o non hai voglia.

Sono tutte motivazioni plausibilissime, nessuno deve giudicarti in tal senso, né farti sentire sbagliato.

Ed ecco che entra in gioco il mio metodo komodiet che, con un'attività fisica anche blanda, si adatterà a te e ti permetterà di raggiungere i risultati desiderati.

Le attività fisiche che ti proporrò di seguito ti faranno capire quanto sia semplice vivere la vita che hai sempre vissuto, ma in modo...migliore!

1) BALLA!

Dora, una mia paziente, aveva la necessità di perdere diversi kg.

È giovanissima, piena di entusiasmo (e di stereotipi) di una ragazza di 17 anni.

Venne da me la prima volta con una grandissima motivazione: arrivare a festeggiare il suo compleanno di 18 anni con il vestito che aveva sempre desiderato.

Inizia il suo percorso con komodiet e si iscrive in palestra con la speranza di velocizzare la perdita di peso.

Dopo un mese di sala pesi e di corse infinite sul tapis-roulant, mi confessa di odiare la palestra.

Inizia a saltare i giorni, a trovare scuse per non andarci, ma poi si sente in colpa perché sa che potrebbe raggiungere ottimi risultati se si impegnasse un po' di più con un minimo di esercizio fisico.

A questo punto, avevamo raggiunto un buon grado di confidenza, e le chiedo che cosa le sarebbe piaciuto fare slegandosi dal pensiero che solo la palestra le avrebbe portato quei risultati che sperava.

Mi confessa che lei adora ballare, ma non vuole fare le classiche lezione di balli caraibici o di salsa e merengue.

"E quindi?", Le dico io.

"Fallo a casa. Metti la musica a palla. Balla".

Muovendosi a ritmo si possono bruciare anche 450 calorie l'ora!

Senza contare poi che il ballo è un'attività particolarmente liberatoria: musica e movimento accelerano la produzione di serotonina, l'ormone della felicità.

Dora rimane senza parole, ma è convinta: ci prova, almeno fa qualcosa che le piace.

È inutile che ti dica come è finita, vero?

Dora ha ballato quasi tutti i giorni perché adorava farlo, ha perso tantissimo peso e ha indossato il vestito dei suoi sogni, *what else?*

2)   GUARDA LA TUA SERIE TV PREFERITA

Qui hai praticamente zero scuse.

Se sei talmente pigro da non voler lasciare casa tua per fare attività fisica e, allo stesso tempo, il tuo momento di relax ideale è guardare una serie tv... fallo.

Continua a guardare e a rilassarti, ma nel frattempo... Potresti fare anche altro.

Non ti nascondo che, durante il lockdown, anche io ho adottato lo stesso mio consiglio.

Compra una cyclette o un tapis-roulant o un'ellittica e fatti i tuoi 40 minuti di allenamento proprio mentre guardi la tv!

Non usare la scusa che l'attrezzo è rumoroso e non senti cosa dicono durante la puntata, ho pensato anche a questo.

Durante il lockdown ho comprato un tapis-roulant che facevo davanti alla tv a giorni alterni e mi godevo la puntata della mia serie TV aggiungendo i sottotitoli se non riuscivo a sentirne i dialoghi!

3)   CAMMINA (UN PO' DI PIU')

La camminata a passo svelto è l'attività fisica per eccellenza quando non si vuole andare in palestra.

È anche molto più efficace di quanto tu possa pensare!

Valentina, una mia paziente, ha perso ben 30 kg in un anno semplicemente camminando di più!

Durante un'ora di camminata a passo svelto potresti arrivare a bruciare circa 300 calorie!

Non servono attrezzature particolari o un abbigliamento specifico. È super economica!

Puoi farla anche ascoltando la tua playlist di canzoni preferite per trarne ancora più beneficio e non stancandotene mai!

4)   SCEGLI UNO SPORT DI SQUADRA

Che sia una partita di tennis con un amico, la classica partita di calcetto settimanale con 9 amici o un allenamento di basket con due o tre persone, è perfetto!

Ti muovi senza stancarti perché ti diverti, hai voglia di rifarlo, fosse anche per una semplice rivincita, e hai un'ottima scusa per socializzare e scambiare due chiacchere.

Farsi forza e motivarsi a vicenda con un amico o un parente è proprio quello di cui si ha bisogno se si è troppo pigri per iniziare un'attività fisica *da soli*.

5)   PRENDI A PUGNI UN SACCO

Come è successo anche a me, puoi usare lo sport come valvole di sfogo.

Quando sei troppo arrabbiato o stressato o sei stanco di tutto e di tutti, non prendere a pugni la persona che credi sia il responsabile del tuo stato d'animo, ma... prenditela con un sacco!

È un'attività che dà molta soddisfazione, ti sfoghi immediatamente e già ti senti meglio.

Mettici pure che bruci 800 calorie l'ora ed è super tonificante...

6)   NON DEVI ESSERE UN BODY-BUILDER

Se invece fare palestra, intesa come sala pesi, non ti dispiace poi così tanto perché ti accorgi di come il muscolo del bicipite cresce o i glutei diventano belli sodi, ma preferisci non andarci perché lì sono tutti *pompati* e fanno strani versi quando sollevano pesi, non preoccuparti.

Fare sala pesi non significa diventare per forza il tipo muscolosissimo che ti è accanto e che si bacia i bicipiti ad ogni esercizio.

Puoi farlo komodamente, con i pesi che decidi tu (e che deciderà per te il tuo personal trainer) e sentirti soddisfatto, tonico e più bello!

Vuoi avere un assaggio della vita... komoda?

Ho preparato per te una serie di ricette, gustose e komode, che ti aiuteranno ad affrontare più komodamente la tua vita!

Per scaricare il tuo ricettario, digita questo link nella finestra del tuo browser:

www.komodiet.it/bonuslibro

Ricordati di iscriverti al mio gruppo Facebook privato:

Dimagrire mangiando con komodiet-Dott.ssa Mary Di Lillo

Al suo interno ci siamo io ed un migliaio di miei pazienti che, prima di te, hanno intrapreso il loro viaggio verso la vita komoda, pronte a condividere con te informazioni, ricette e tantissimi video.

Ti senti già pronto e desideri metterti in contatto con me?

Allora vai sul mio sito, troverai tutte le informazioni per farlo:

www.komodiet.it

CAPITOLO 10

LA DIETA KOMODA

Hai capito allora come nasce questa dieta super komoda e perché amo definirla così?

Nasce dal senso di libertà che non volevo perdere, fuori da ogni costrizione e obbligo che ci impongono ogni giorno della nostra esistenza, già dal momento in cui nasciamo.

DEVI andare a scuola, DEVI essere educato a tavola, DEVI lavarti i denti, DEVI andare a lavoro, DEVI alzarti presto la mattina, DEVI comportarti in un certo modo...

Certo, alcune costrizioni, soprattutto quando siamo bambini, sono necessarie per avere una via facile e sicura per conoscere il mondo ed evitare tanti dei suoi pericoli.

Certe regole devono esserci fosse anche solo per il fatto di vivere bene all'interno di una società, di una regione, di una comunità o di una casa.

E questo vale anche quando ti dicono di bere molta acqua ogni giorno o di non mangiare cibi spazzatura...

Ma se non si comprende a fondo ciò che quella costrizione porta con sé (per esempio senso di sicurezza o senso di protezione quando sei al volante e hai delle regole da rispettare per salvarti la vita e quella altrui, o visione di un futuro nella scuola e nel lavoro con tanto di carriera...) allora quelle regole vengono completamente e ostinatamente ignorate.

Te l'ho detto anche all'inizio, quando parlavo di me, della mia storia.

Più ci impongono qualcosa, più siamo portati a fare esattamente il contrario.

A nessuno (o quasi) piace essere comandato nelle sue scelte di vita in generale.

Quante volte capita che un bambino continua con le sue marachelle nonostante la mamma lo sgridi?

Quante volte ti capita di vedere gente che guida guardando il cellulare o scrivendo addirittura messaggi?

Quante volte ti capita di sgarrare con i pasti perché quella dieta dell'uno o dell'altro nutrizionista (o vista in tv o seguita sui social) in realtà è solo un insieme di regole che devi seguire, *perché così ti è stato detto*, senza capirle?

Calma.

Io non voglio più essere trascinata nelle tenebre delle regole e seguirle come se mi avessero programmato come un robot senza anima, senza sensazioni, senza emozioni e senza cervello!

Voglio vivere liberamente e voglio che quelle regole (se sono giuste e importanti per la mia salute e la mia felicità) nascano direttamente da me, dalla mia voglia di vivere per migliorarmi.

Per vedermi come voglio io.

Per essere soddisfatta ogni giorno di me stessa.

Questo voglio.

Voglio essere *komoda* a modo mio e ottenere comunque (e in modo migliore e più facile) i risultati che posso vedere sul mio corpo e sul mio umore.

Facile, libero… proprio come una KOMODIET!

Da qui nasce il mio metodo, **cucito su misura per te.**

Non ti chiederò mai di fare allenamenti estenuanti in palestra, se non è quello che vuoi.

Non ti elaborerò un piano alimentare da fame, se non è quello che vuoi.

Non sconvolgerò le tue abitudini alimentari, se non è quello che vuoi.

Sarà semplicemente la DIETA che si adatterà a te.

Tu devi dirmi solo *quello che ti piace fare* e io farò in modo che il tuo hobby diventi parte integrante del tuo piano alimentare e del tuo nuovo stile di vita.

10.1 LA TUA KOMODIET

Arrivati a questo punto della visita, io ho tutte le informazioni necessarie per elaborare finalmente quel piano alimentare studiato e personalizzato, conforme al tuo stile di vita e alle tue abitudini giornaliere.

Adatto solo a te e a nessun altro.

Perché tu sei unico, diverso da qualsiasi altro paziente che posso aver incontrato fino a questo momento.

La tua komodiet sta nascendo.

Avrò bisogno di qualche giorno per elaborarla, ma... l'attesa aumenta il desiderio! (si dice così, vero?)

Neanche a farlo apposta, mentre sto scrivendo questo capitolo del mio libro, mi è arrivato un messaggio di Annalisa, una mia paziente che qualche giorno fa ha iniziato il suo percorso *komodo* e alla quale ho da qualche minuto inviato la dieta.

Mi ha inviato un messaggio vocale.

Che peccato che non si possano inserire gli audio nei libri in qualche modo! Ne coglieresti ancora di più la gioia delle sue parole, ma ora cerco di sintetizzartelo:

"Buongiorno Mary! Aspettavo con ansia la MIA komodiet! Me l'hai inviata con un tempismo perfetto: sto andando al supermercato a fare la spesa, posso

iniziare già domani! Se non è una komodità questa..."

Segue qualche minuto di pausa e aggiunge un altro messaggio vocale:

"Sto leggendo e rileggendo la mia komodiet e mi chiedo <<ma siamo sicuri che sia a dieta?>>, mi sembra di mangiare molto di più rispetto ad ora! E poi, ad un certo punto, il mio sguardo si è fissato, quasi ipnotizzato sul pranzo del mercoledì, in cui mi hai indicato la carbonara komoda: mi si sono illuminati gli occhi!

Sono contentissima, non vedo l'ora di iniziarla!"

"Non vedo l'ora di iniziarla", sì, hai letto bene. Annalisa non vede l'ora di iniziare la dieta.

Non esistono parole migliori da ascoltare per le mie orecchie.

Quella *cosa* (la dieta) che ha sempre percepito come negativa perché per lei era sinonimo di sacrificio, ora sembra la cosa più positiva che le potesse capitare.

Se penso che anche io la pensavo esattamente come Annalisa ed è stato questo il motivo per cui la mia doveva essere necessariamente una dieta komoda, la soddisfazione è doppia.

Sapere di star trasmettendo anche ai miei pazienti il mio concetto di dieta, permettendo loro di vivere una vita migliore, è il più bel regalo che la vita potesse farmi.

10.2 L'ELABORAZIONE DELLA KOMODIET

Come ti dicevo, la tua komodiet va personalizzata e modellata su di te, le tue caratteristiche fisiche, la tua età, il tuo stile di vita, i tuoi obiettivi e su tutto ciò che ti piace fare.

Ricorda: al di là di un obiettivo in termini di peso o di composizione corporea, la tua vita non dovrà mai essere stravolta o resettata a causa di una dieta.

Le *costrizioni* che ne deriverebbero ti farebbero rispettare la dieta solo per poco tempo e poi torneresti di nuovo alle tue abitudini iniziali.

Perché staresti vivendo una vita non tua, con delle abitudini che non ti appartengono, con un ritmo che sai che non fa per te, ma te lo fai piacere solo perché hai *fretta* di raggiungere quel risultato.

La fretta potrebbe essere una falsa amica in questi casi, perché potrebbe darti un'illusione momentanea nel perseguire quell'obiettivo.

Ma il vero scopo non dovrebbe essere la velocità con cui raggiungi un risultato.

La missione finale è cercare di raggiungere e, soprattutto, mantenere quella meta tanto sperata per lungo tempo o, perché no, per sempre.

E se è così, puoi ben capire quanto fare qualcosa controvoglia potrebbe portare a risultati piccoli e transitori, ma non grandi e duraturi.

La tua komodiet, invece, ti permetterà di fare quello che hai sempre fatto, ma in modo migliore.

In modo più efficace e più efficiente, senza che te ne accorga!

Nell'elaborazione della tua komodiet valuterò tutto ciò che ci siamo detti durante la prima visita, tutti i segreti che mi hai confessato mentre eri steso sul lettino o mentre mi raccontavi una tua giornata tipo se eravamo impegnati in una consulenza online.

Terrò conto dell'attività fisica che hai deciso di intraprendere per iniziare la tua nuova vita komoda.

Lascerò da parte tutti quei cibi *da dieta* che non ti sono mai piaciuti.

Potrei pensare addirittura di farti godere di quel cornetto la mattina a colazione, se rappresenta un appuntamento fisso della tua giornata con un amico o un collega, prima di iniziare la routine giornaliera lavorativa.

Rileggerò tutti gli appunti che ho preso su di te, mentre mi raccontavi di te, degli obiettivi che ti sei prefissato e farò in modo che... non rimarrai mai deluso da te stesso.

Certo, ci saranno delle occasioni o dei momenti in cui ti andrà di mangiare qualcosa di completamente diverso rispetto a quanto riportato nella tua komodiet, ma è già tutto messo in conto.

Avrai il tuo pasto libero settimanale in cui potrai lasciarti passare tutti gli sfizi e le *voglie* che potresti avere.

Ci sarà quel giorno a settimana in cui ti *staccherai* dalla komodiet, così come stacchi dalla tua routine giornaliera.

È già tutto calcolato e sarà precisato nella tua komodiet.

Come ti ho già spiegato in uno dei capitoli precedenti, questo giorno ti farà venire ancora più voglia di ritornare alle tue consuete abitudini di seguire la komodiet il giorno successivo e non manderà mai a monte i risultati raggiunti fino a quel momento.

La dieta si adatterà perfettamente a te e, come dice Annalisa, non vedrai l'ora di iniziarla, al punto che non ti sembrerà di stare a dieta.

All'inizio morirai dalla voglia di conoscere subito i risultati che stai raggiungendo e ti verrà anche voglia di dare una sbirciatina al peso su quella bilancia da cui ti eri tenuto a debita distanza fino a pochi giorni prima.

Il mio consiglio, però, è di non farlo.

Vorrei che aspettassi il giorno del controllo in studio od online per valutare insieme non solo le variazioni di peso, ma anche quelle (più importanti) di composizione corporea (massa magra, massa grassa) che ci diranno i cambiamenti *reali* che stanno avvenendo nel tuo corpo.

Quindi, pazienta un pochino!

Sarà premura della mia assistente contattarti quando sarà il momento della visita di controllo. Ancora una volta, non devi preoccuparti di nulla!

Dovrai solo pensare a seguire quella dieta (non dieta) che ti invierò e continuare a vivere komodamente la tua vita!

Vuoi avere un assaggio della vita... komoda?

Ho preparato per te una serie di ricette, gustose e komode, che ti aiuteranno ad affrontare più komodamente la tua vita!

Per scaricare il tuo ricettario, digita questo link nella finestra del tuo browser:

www.komodiet.it/bonuslibro

Ricordati di iscriverti al mio gruppo Facebook privato:

Dimagrire mangiando con komodiet-
Dott.ssa Mary Di Lillo

Al suo interno ci siamo io ed un migliaio di miei pazienti che, prima di te, hanno intrapreso il loro viaggio verso la vita komoda, pronte a condividere con te informazioni, ricette e tantissimi video.

Ti senti già pronto e desideri metterti in contatto con me?

Allora vai sul mio sito, troverai tutte le informazioni per farlo:

www.komodiet.it

CAPITOLO 11

NON AVERE PAURA

Quando riceverai la tua komodiet, potresti momentaneamente *andare in tilt* e farti assalire da tutti i dubbi amletici, nonché dalle paure che avevi già quando hai seguito le vecchie diete.

"E se non fosse il momento giusto? Se non sono adatto a questa dieta?"

Sei nel tuo tempo. Stai conducendo la tua vita esattamente come dovresti (e vorresti fare).

Non c'è un momento giusto o sbagliato per iniziare una dieta. Se hai preso la decisione di volerti migliorare o di volerti vedere meglio allo specchio, vuol dire che sei pronto. È già partito tutto dal tuo cervello.

Hai preso la tua decisione consapevolmente.

Non pensare mai di non essere adatto a una komodiet: ti sto dicendo dall'inizio che *il problema di essere adatti o meno*, se lo deve porre la dieta. Non tu.

La komodiet si adatterà perfettamente al tuo stile di vita attuale e si modellerà sempre, di mese in mese, su di te, ogni volta che la routine cambia o cambiano gli orari di lavoro o cambia la stagione o cambia la tua voglia di mangiare un piatto rispetto a un altro...

Tutto verrà rimesso in discussione ogni volta che ci rivedremo e apporteremo tutte le modifiche necessarie alla tua komodiet per far sì che non somigli neanche lontanamente alle diete drastiche e totalmente diverse dalle tue abitudini che seguivi prima.

La tipica paura *del cambiamento* che potrebbe mandarti in tilt in qualsiasi momento della tua vita, quando c'è, ad esempio, una decisione importante da prendere, con la tua komodiet non sarà una fonte aggiuntiva di stress.

Non devi fare altro che continuare a vivere come hai sempre fatto, seguendo la tua komodiet che passo dopo passo ti aiuterà nel migliorare le tue abitudini e nel raggiungere l'obiettivo che ti sei prefissato quando hai maturato la decisione di rivolgerti a me.

"E se non riuscissi a raggiungere i risultati sperati? So già che non dimagrisco neanche a digiuno."

Come ti ho già sottolineato più volte nei precedenti capitoli, non c'è fretta nel raggiungimento di un risultato.

Ognuno ha il suo tempo, ognuno è diverso dagli altri.

La cosa che dovrebbe interessarti è raggiungere un risultato quanto più duraturo possibile, mantenendolo nel tempo e non ritrovarti poi, qualche anno dopo, al punto di partenza.

Non devi auto-sabotarti convincendoti (erroneamente) che con te non funziona nulla.

Ci sono i protocolli komodiet sblocca tutto di cui ti ho già parlato, ma a prescindere, ora sai benissimo quanto una situazione stressante o delle convinzioni sbagliate possano influire negativamente sulla tua perdita di peso.

Non avere paura di non riuscire.

Non devi avere più paura *delle diete*.

Sei qui, komodamente, a goderti e vivere la tua vita, con tutta la volontà necessaria per arrivare a vederti davvero bene.

"E se non ho tempo di cucinare tutto quello indicato nella dieta?"

Ti svelo un altro mio piccolo segreto.

Io non so cucinare. O meglio, so fare una frittatina, dei primi piatti semplici, ma le cose troppo elaborate non fanno per me.

Mia madre è la persona migliore che conosca, ma non posso dire che ai fornelli sia una chef.

Non le è mai piaciuto, ha dato priorità ad altro nella vita.

Di conseguenza... non me lo ha mai insegnato (né io ho mai manifestato tutto questo desiderio di impararlo).

A moltissime persone, cucinare rilassa moltissimo, ma mia madre non è tra quelle.

Ecco perché ho pensato anche a noi.

A tutte quelle persone che, come me e mia madre, non amano passare il tempo libero in cucina.

I piatti che troverai all'interno della tua komodiet sono preparazioni semplici con ingredienti e abbinamenti che ti faranno, allo stesso tempo, rivalutare il sapore di alcuni cibi in particolare e che ti porteranno dritto alla meta!

Non serve essere un cuoco provetto, anzi scoprirai come la semplicità di alcune ricette possa essere rivalutata!

Sei pronto.

Puoi iniziare *komodamente* il tuo protocollo alimentare, finalmente con la tua komodiet.

Vuoi avere un assaggio della vita... komoda?

Ho preparato per te una serie di ricette, gustose e komode, che ti aiuteranno ad affrontare più komodamente la tua vita!

Per scaricare il tuo ricettario, digita questo link nella finestra del tuo browser:

www.komodiet.it/bonuslibro

Ricordati di iscriverti al mio gruppo Facebook privato:

Dimagrire mangiando con komodiet-Dott.ssa Mary Di Lillo

Al suo interno ci siamo io ed un migliaio di miei pazienti che, prima di te, hanno intrapreso il loro viaggio verso la vita komoda, pronte a condividere con te informazioni, ricette e tantissimi video.

Ti senti già pronto e desideri metterti in contatto con me?

Allora vai sul mio sito, troverai tutte le informazioni per farlo:

www.komodiet.it

CAPITOLO 12

IL RITORNO

Ora che hai preso il via con la tua komodiet, ti chiederai anche quando sarà il momento di verificarne l'effetto.

Non farti prendere dalla smania di pesarti sulla bilancia ogni giorno: come ti ho detto, non serve a nulla e il peso subisce troppe variazioni anche nell'arco della singola giornata. Non può essere assolutamente preso in considerazione come verità assoluta sull'andamento della dieta.

Ecco perché non ti farei mai fare una *passeggiata inutile* per raggiungere il mio studio e pesarti ogni 15 giorni.

Metterebbe ansia a te nel raggiungimento di un risultato effimero, in quanto non potremo mai conoscere l'andamento della tua composizione corporea e, quindi, se stai perdendo effettivamente massa magra o massa grassa.

A meno che... non sia tu a volerlo.

Ci sono pazienti che mi fanno la richiesta di verificare l'andamento della komodiet con una pesata in studio dopo circa due settimane dall'inizio.

Sanno bene che quel numero che compare lì non è poi così importante, ma hanno bisogno di sentirsi seguiti e guidati anche in questo caso, per non perdere mai di vista l'obiettivo prefissato.

Quindi sì, se così stanno le cose, allora ha senso.

Ma per il controllo vero e proprio su come è andata la komodiet dovranno passare almeno quattro settimane per permettere al tuo corpo di capire come *cambiare in meglio* e come gestire le nuove kcal nonché il nuovo rapporto tra i vari macronutrienti previsti nella tua dieta.

E, in alcuni casi, quattro settimane sono anche troppo poche.

Se hai necessità di mettere peso *komodamente* perché hai iniziato un percorso di costruzione della massa magra, allora c'è bisogno di molto più tempo.

Paradossalmente mettere peso è più difficile che perdere peso.

A breve capirai perché.

12.1 DIMAGRIRE E PERDERE PESO NON SONO SINONIMI

Amara verità, difficile da accettare.

Lo dico sempre ai miei pazienti: se vedete 5-8 kg in meno sulla bilancia già dopo il primo mese, non si può cantare subito vittoria.

Il termine *dimagrire* si riferisce alla perdita di massa grassa e sappiamo che la bilancia non ci dà nessuna notizia in merito alla composizione corporea (che poi analizzeremo con la BIA).

Perdere peso, invece, è la variazione di un parametro fisico che può essere misurato in maniera oggettiva con la bilancia.

È naturale che, se il tuo obiettivo è perdere peso, con una komodiet che ti garantisce il deficit calorico necessario per farlo, vedrai anche il display della bilancia mostrare qualche numero in meno, ma non c'è nessuna garanzia che sia stata una perdita di peso *giusta* e cioè che abbia coinvolto esclusivamente (o per la maggior parte) la massa grassa.

È così, infatti che, se si seguono solo ed esclusivamente diete sbilanciate, povere di carboidrati, diete drastiche e/o non accompagnate da attività fisica, si ha una perdita di massa muscolare.

Come puoi ben capire, perdere muscolo non è un vantaggio se l'obiettivo è dimagrire!

Il numero sulla bilancia indubbiamente sarà minore in quanto, come ti ho detto nei capitoli precedenti, a parità di volume il muscolo *pesa* più del grasso, ma questo non ti porterà a vederti più tonico o più *magro*, anzi.

Sacrificare la massa muscolare pur di vedere un numero in meno sulla bilancia, ti porterà inevitabilmente a vederti più *molle* e *flaccido* in alcuni punti del tuo corpo.

Sono sicura che non era questo che volevi quando mi hai chiesto di *perdere peso* mentre mi raccontavi il motivo per cui ti sei rivolto a me.

C'è anche da dire, purtroppo, che in diete troppo drastiche e sbilanciate, il nostro organismo non si sognerà mai di bruciare tutto il grasso che è nel nostro corpo, ma sarà bèn contento di toglierci un pochino di muscolo, per lui inutile in quel momento, e preservare il grasso come fonte energetica per eventuali periodi *di carestia.*

Ecco che c'è, quindi, il rischio che la perdita di peso non sia giusta se avviene troppo velocemente a carico del muscolo.

Sicuramente poi, avrai fatto caso a quanto sia facile perdere tanti kg i primi mesi di esecuzione di una dieta.

Ti sei mai chiesto il perché?

Che non sia (ahimè!) tutto grasso, lo abbiamo capito.

Che potrebbe trattarsi di un'eccessiva perdita di massa magra, lo abbiamo appurato.

Ma quello che si perde subito, soprattutto durante i primi mesi di un regime alimentare di deficit calorico, sono liquidi: questi variano quotidianamente in base a quanto sale o acqua hai ingerito, in base a quanta acqua perdi con le urine, le feci, la sudorazione, in base ad alcuni fattori ormonali.

Non ci vuole niente a perdere liquidi, basta iniziare a migliorare la qualità dell'alimentazione.

Non ci vuole niente a perdere massa muscolare, verrà sacrificata se la dieta è troppo restrittiva.

Quindi... non ci vuole niente a *perdere peso*.

Diverso è, invece, il discorso del **dimagrimento**, ovvero perdere peso nella maniera più giusta e cioè minimizzando la perdita di massa muscolare e favorendo quella di massa grassa.

Per questa ragione, se l'obiettivo è dimagrire, il tuo controllo sarà fatto dopo circa quattro settimane dall'inizio della tua komodiet.

In quest'arco di tempo, il tuo corpo dovrebbe aver avuto il tempo di gestire i macronutrienti e iniziare la perdita di peso nel modo giusto.

12.2 METTERE PESO È COMPLICATO

Se sei una persona con l'obiettivo di dimagrire, il titolo di questo capitolo ti ha fatto tirare un sospiro di sollievo.

Al contrario, se ti sei rivolto a me perché vorresti vederti più tonica o più muscoloso senza diventare però un body builder a livello agonistico, potresti storcere il naso.

Aumentare di peso, teoricamente, è molto semplice: basta mangiare di più!

E allora perché ci sono persone sottopeso che hanno difficoltà a mettere su qualche kg e c'è chi, invece, è normopeso ma non riesce ad aumentare la propria massa muscolare?

La verità è che per aumentare di 1kg il peso corporeo, di norma, sono necessari circa 14-20 giorni.

Questo perché 1 kg in più sulla bilancia corrisponde a 7000 kcal di surplus energetico che si traduce con circa 350-500 kcal assunte giornalmente in più rispetto al tuo metabolismo basale (ovvero le kcal che normalmente smaltisci a riposo).

Dal momento che (per fortuna per alcuni e purtroppo per altri) il nostro corpo ha una capacità limitata di trasformazione dell'eccesso di kcal in grasso corporeo, una dieta per *ingrassare* deve essere graduale.

Ci deve essere, cioè, il tempo necessario per permettere ad alcuni processi chimici che avvengono all'interno del nostro corpo, di costruire un nuovo tessuto.

Al nostro corpo i cambiamenti repentini non piacciono; un po' come a noi stessi in realtà: ed è questo il motivo per cui sostengo che una dieta deve essere *komoda* e mai troppo lontana dal nostro stile di vita.

Così come perdere peso velocemente non è sinonimo di perdita di massa grassa, ingrassare velocemente non è sinonimo di aver raggiunto un nuovo peso corporeo stabile nel tempo: molto spesso è solo un *temporaneo* aumento di peso.

Un po' come quando ti pesi il giorno dopo aver fatto un pasto libero o aver mangiato tantissimi carboidrati: pesi di più, ma la maggior parte dei grammi in più che vedi, saranno dovuti ai liquidi che pesano sulla bilancia e che il tuo corpo non ha avuto il tempo di smaltire.

Anche in questo caso, se ti sei prefissato di aumentare il tuo peso, il punto di partenza è rappresentato dal tuo metabolismo basale: in base alle kcal che smaltisci a riposo, si aumenta gradualmente il tuo fabbisogno calorico giornaliero fino a fare in modo che il tuo corpo riesca a gestire il surplus calorico e a mantenere l'aumento di peso stabile nel tempo.

Inoltre, per riuscire ad aumentare di peso nella maniera più giusta, l'obiettivo è riuscire ad aumentare la quantità di muscolo e non quella di grasso.

... Magari fosse così semplice!

Per aumentare la massa muscolare è necessario un eccesso calorico che permette al muscolo di *mangiare* e, conseguentemente, di crescere; dall'altro lato però, per diminuire o quantomeno NON far aumentare la massa grassa, c'è bisogno di un deficit calorico o di una dieta normocalorica (ovvero con kcal che normalmente smaltisci a riposo).

Come puoi ben immaginare, le due cose si escludono a vicenda.

Ragion per cui, se vuoi aumentare di peso, una piccola quota di kg saranno dati anche alla massa grassa.

Ecco perché è sempre bene associare la dieta ipercalorica volta all'aumento di peso anche a un buon allenamento volto a stimolare e incrementare la tua massa muscolare.

Aumentare la massa muscolare, però, è un processo che richiede un tempo maggiore rispetto a quello di aumentare la massa grassa, sempre per lo stesso discorso: il grasso potrebbe servirti come *rifornimento energetico di emergenza* qualora ci fosse un periodo di carestia.

In questo caso, quindi, se sei una persona che ha l'obiettivo di aumentare di peso, il controllo verrà fatto dopo circa 7 settimane, per dare al tuo corpo tutto il tempo necessario per incrementare la massa muscolare e minimizzare l'aumento della massa grassa.

12.3 IL CONTROLLO KOMODO

Quando sarà arrivato il momento di rivederci, dopo 4 o 7 settimane in base al tuo obiettivo di partenza, parleremo di come hai passato il tuo mese con *komodiet*.

Non dovrebbe essere stato difficile, dal momento in cui ti ho lasciato vivere come hai sempre fatto, ma migliorando alcune piccole cose della tua routine.

Non ti ho obbligato a fare nulla di diverso rispetto a ciò che già facevi proprio per rendere la tua vita *komodamente* migliore.

Ti farò alcune domande inerenti al primo mesetto della nuova vita komoda.

Ad ogni controllo la tua komodiet verrà revisionata e modificata in base ai risultati raggiunti fino a quel momento o in base a eventuali cambiamenti della tua routine giornaliera.

Non sarà mai la stessa del mese precedente.

E se non è cambiato nulla nella tua giornata tipo, apporterò ugualmente qualche piccola modifica alla dieta in modo da non far mai annoiare né te (a mangiare eventualmente sempre le stesse cose) né il tuo metabolismo (cercando di stimolarlo a lavorare sempre di più).

Tra le varie domande che ti farò durante la visita di controllo, ci sarà anche quella relativa all'eventuale fame che tu abbia potuto avere o meno in particolari momenti della giornata.

In base alla tua risposta, capirò se il tuo metabolismo è più attivo e quindi ti richiede più cibo in alcune ore del giorno oppure se un pasto non ti sazia come dovrebbe.

Potresti aver avuto degli episodi di *fame emotiva,* magari nel periodo del ciclo mestruale o per particolari situazioni di nervosismo, ma di questo ti parlerò nel dettaglio nel capitolo successivo.

Mi parlerai anche (senza vergogna!) dei tuoi sgarri: ormai sai che sono previsti nella tua komodiet una volta a settimana.

E sai bene che sono una *fan* del pasto libero settimanale in cui abbandoni tutte le piccole regole del piano alimentare, perché può aiutarti anche a farti perdere peso più velocemente, *obbligando* il tuo metabolismo a smaltire quel surplus calorico.

Parleremo della tua attività fisica *scelta* per accelerare i tuoi risultati: sono sicura che quell'oretta 2-3 volte a settimana sia stata super apprezzata da te non solo perché ti senti meglio fisicamente, ma anche perché ti ha aiutato a staccare la spina dalla monotonia quotidiana.

Così come è successo a me, come ti ho raccontato nella mia storia: ero partita che prendevo la macchina anche per andare al supermercato di fronte casa mia e sono arrivata a non vedere l'ora di allenarmi sia perché ormai fa parte del mio stile di vita sia perché lo vivo come una sorta di sfogo dai vari pensieri che tutti possiamo avere durante la giornata.

Dopodiché prenderò sempre le tue misure per capire se il tuo (eventuale) grasso localizzato ha subito miglioramenti e analizzerò di nuovo la tua *nuova* composizione corporea.

Non è solo importante capire QUANTO peso hai perso, ma anche COME hai perso peso.

Come ti ho appena spiegato, infatti, se il tuo obiettivo è perdere peso, devo essere sicura che il peso sia stato perso nel modo giusto.

Mettiamo caso che tu abbia perso 6kg durante il primo mese di dieta. Magari sarai anche felicissimo di vedere quel nuovo numero sulla bilancia.

Ma se, analizzando la tua composizione corporea, noto che hai perso 6kg di massa magra, c'è qualcosa che sicuramente NON è andato bene.

Perdere 6kg di massa magra NON è un buon risultato; vorrebbe dire che la tua massa grassa è ancora lì che non si è mossa.

Ecco perché devo *sempre* vedere la stragrande maggioranza del peso perso a carico della massa grassa.

Per intenderci: su 6kg persi sulla bilancia, almeno 4 devono essere di massa grassa.

Un minimo di massa magra verrà comunque *sacrificata* perché, se il tuo obiettivo è perdere peso, il tuo corpo avrà bisogno di un po' più di tempo per capire *dove* perderlo.

Una perdita eccessiva di massa magra solitamente è legata all'esecuzione non perfetta della dieta o a un assorbimento non del tutto ottimale delle proteine.

Tranquillo, seppure dovesse accadere, non è nulla di irreparabile!

Il primo mese è un mese di *transizione* anche per te.

Hai scelto di migliorare la tua routine e pian piano ci riuscirai!

È proprio questo uno dei motivi per cui fare un controllo mensile risulta essere fondamentale nel raggiungimento dei risultati a lungo termine.

Ogni mese sarai consapevole del tuo cambiamento e avrai la motivazione giusta per proseguire!

Il *nuovo* piano alimentare sarà redatto in base ai risultati raggiunti fino a quel momento, il tuo nuovo metabolismo, la tua attività fisica e qualche ricetta in più per non farti annoiare mai.

Vuoi avere un assaggio della vita... komoda?

Ho preparato per te una serie di ricette, gustose e komode, che ti aiuteranno ad affrontare più komodamente la tua vita!

Per scaricare il tuo ricettario, digita questo link nella finestra del tuo browser:

www.komodiet.it/bonuslibro

Ricordati di iscriverti al mio gruppo Facebook privato:

Dimagrire mangiando con komodiet-
Dott.ssa Mary Di Lillo

Al suo interno ci siamo io ed un migliaio di miei pazienti che, prima di te, hanno intrapreso il loro viaggio verso la vita komoda, pronte a condividere con te informazioni, ricette e tantissimi video.

Ti senti già pronto e desideri metterti in contatto con me?

Allora vai sul mio sito, troverai tutte le informazioni per farlo:

www.komodiet.it

CAPITOLO 13

CHE FAME HAI?

Fare la dieta vuol dire fare la fame.

Lo avrai sentito svariate volte, così come hai letto svariate volte in questo libro che con komodiet non è così.

Le restrizioni le lasciamo alle vecchie diete.

Con komodiet non devi *soffrire* per colpa della dieta e avere i cosiddetti *morsi della fame* che non ti fanno neanche dormire la notte.

Io mi assicurerò che sia così.

Nel senso che, una delle domande che ti porrò durante un controllo qualsiasi, non solo durante il primo controllo, è proprio questa:

"Hai avuto fame in particolari momenti della giornata? Hai avuto attacchi di fame? Un pasto in particolare non ha soddisfatto il tuo senso di sazietà?".

Potrebbe capitare, infatti, che nonostante tu stia seguendo pedissequamente, come un soldatino, la tua komodiet, ci siano dei momenti della giornata (soprattutto nella prima settimana di inizio della dieta) in cui potresti avere... un certo languorino.

La fame è regolata da alcuni ormoni ed è una sensazione legata al bisogno di introdurre cibo quando il tuo corpo entra in deficit calorico.

Nei capitoli precedenti ti ho spiegato che per far sì che riesca a perdere peso (se questo è il tuo obiettivo), qualsiasi dieta tu faccia, deve garantirti un deficit calorico, ovvero un'introduzione di kilocalorie minore rispetto a quelle che smaltisce normalmente il tuo metabolismo basale.

Premesso che, però, la sola conta delle calorie non è l'unica soluzione ottimale per perdere peso (e di questo ti parlerò nel capitolo successivo), quando ti troverai in una situazione di deficit calorico, per il tuo cervello, *i conti non tornano.*

Se introduci meno kilocalorie di quelle che stavi normalmente assumendo prima di iniziare il tuo percorso con komodiet, il tuo cervello ti manda subito un segnale per cercare di rimediare, per *sopravvivere:* ti fa avere la sensazione di fame.

Ragion per cui, se il tuo obiettivo è dimagrire, potresti interpretare la fame come un buon segnale: sei effettivamente in restrizione energetica e il tuo corpo l'ha capito!

Ma è bene riconoscere i due tipi di fame che potresti avere: la fame fisiologica e la fame emotiva.

13.1 LA FAME DI PANCIA

La fame fisiologica è una fame di "pancia".

Hai presente quando sei digiuno da qualche ora e, gradualmente, ti prende quella sensazione di fame che cresce sempre di più facendoti brontolare la pancia?

Ecco, sto parlando proprio di questo.

Si può facilmente ovviare a questa sensazione semplicemente rispettando gli spuntini komodi che sono presenti nella tua komodiet.

Sì, lo so che prima magari non eri abituato a farli, ma hanno una funzione fondamentale nella gestione della fame fisiologica: ti aiutano a spezzare quella sensazione di fame, a non farti arrivare al pasto successivo che potrebbe essere un pranzo o una cena, con una fame incredibile che ti porterebbe a mangiare tutto con voracità.

E sai cosa succede se mangi tutto troppo velocemente?

Ti senti gonfissimo e non hai idea di quanto tempo ci vorrà per digerire tutto.

Oppure, lì per lì, potrebbe portarti a non saziarti mai: arrivi affamatissimo a pranzo, mangi quello previsto nella tua komodiet e hai ancora fame!

Quindi sì, gli spuntini a metà mattinata o metà pomeriggio saranno degli ottimi alleati se soffri di fame di pancia.

Attenzione però anche alla qualità dei tuoi pasti.

Mi spiego meglio.

Molto spesso incappiamo nell'errore di fare un pasto contenente solo carboidrati.

Anche a me succedeva spessissimo prima di intraprendere il percorso di nutrizionista.

Vuoi per la fretta, vuoi per il senso di sazietà momentaneo, non badavo di certo ad accompagnare il mio piatto di pasta o riso o la mia porzione di frutta o il mio pacchetto di crackers con... qualcos'altro.

Il problema è che, quando assumiamo esclusivamente uno di questi alimenti, stiamo introducendo nel nostro corpo solo *zuccheri*.

Certamente la qualità dello zucchero è diversa, potrebbe essere fruttosio o uno zucchero più complesso, ma per il nostro corpo cambia poco.

Quando si mangiano solo carboidrati, a distanza di poco tempo, si ha di nuovo fame.

Questo accade perché, qualsiasi sia la natura del carboidrato introdotto, deve essere subito convertito in *glucosio* per dare energia alle cellule.

Se c'è troppa concentrazione di glucosio nel sangue, aumenta l'insulina (ormone di cui ti ho parlato nei capitoli precedenti) che permette questo trasporto di zucchero nelle cellule.

Le tue cellule mangiano, sono più energiche e la sensazione di fame diminuisce.

Tutto perfetto, peccato solo che i carboidrati, che siano semplici o complessi, vengono assimilati molto (*troppo*) rapidamente rispetto agli altri macronutrienti (proteine, fibre e grassi); quando lo zucchero nel sangue diminuisce, la glicemia cala e... ecco che ritorna la fame di pancia!

L'ho vissuto sulla mia pelle: praticamente un piatto di pasta mi saziava molto meno di una fetta di carne!

Assurdo, ma è così.

È fisiologicamente così.

Per fortuna si può ovviare facilmente a questa tipologia di fame di pancia semplicemente NON mangiando MAI i carboidrati da soli.

In ogni komodiet, infatti, troverai sempre il tuo piatto di pasta accompagnata da una fonte proteica (es. carne o pesce) o di fibra (verdura, in generale) o di grassi buoni (olio extravergine di oliva); o i tuoi spuntini a base di frutta sempre accompagnati da una porzione di frutta secca (grassi buoni).

Questo perché l'associazione dei carboidrati a un altro macronutriente come le proteine o le fibre o i grassi buoni rallenta l'assorbimento degli zuccheri, non fa calare a picco la glicemia nel sangue e ti fa essere sazio più a lungo!

Se, però, ti sei accorto che non dipende da nessuna di queste cose la tua fame, allora forse, la sensazione che provi è quella di una fame emotiva.

13.2 LA FAME DI TESTA

A differenza della fame fisiologica, la fame emotiva è legata a un impulso, un bisogno urgente da soddisfare e che quasi non riesci a controllare.

Hai presente quell'attacco di fame che ti viene all'improvviso e che ti porta a passare dal dolce al salato senza neanche accorgertene?

È questa la sensazione di cui sto parlando.

A mente lucida sicuramente ti sarai reso conto che quella voglia irrefrenabile di mangiare tutto quello che ti sei trovato davanti, non si trattava di una fame fisiologica "necessaria", ma di una fame di *testa*.

La fame emotiva compare improvvisamente, non gradualmente come quella di pancia.

Dal nulla, hai *bisogno* di mangiare "cibi spazzatura", come snack, salatini, patatine per allentare immediatamente la tensione.

Non ti capiterà mai di mangiare un frutto, ad esempio, se stai vivendo la sensazione della fame di testa.

Hai bisogno di altro e non pensi a "quello che sarebbe meglio mangiare", ma prendi la prima cosa che ti capita davanti.

Senza nemmeno accorgetene, potresti già aver finito un intero pacco di biscotti e magari non sei neanche sazio del tutto.

Non ne hai nemmeno sentito il sapore.

E poi, ti senti in colpa. O provi vergogna per quello che hai mangiato.

Ma qui ti blocco.

NON È COLPA TUA.

La fame di testa avviene, per l'appunto, nella tua testa, per una connessione che c'è tra l'ipotalamo e l'amigdala, due strutture che si trovano nel tuo cervello.

Quando c'è un evento scatenante come una discussione, una preoccupazione o dei divieti che ti *autoinfliggi* perché magari hai poca autostima, si innesca questo meccanismo nel cervello e l'interconnessione che avviene tra ipotalamo e amigdala ti spingono a mangiare, non per fame fisiologica, ma per fame *di testa*.

Si tratta di una fame emotiva, legata all'emozione che stai vivendo in quel momento.

Quindi fermati un attimo e chiediti:

"Che cosa sta succedendo?"

"La sensazione che provo è di tristezza? O di ansia/preoccupazione? Oppure sono arrabbiato? O sono solo annoiato?"

Quando avrai dato un nome alla tua emozione, è il momento di ragionare.

Ora chiediti: *"Mangiare quel determinato cibo mi aiuterà a sentirmi meglio?"*

Ovviamente no, perché dopo ti sentirai in colpa e rivivrai di nuovo quella sensazione negativa che ti ha portato a mangiare.

La soluzione migliore è fare *altro*.

Distraiti.

Muoviti. Fai l'attività fisica che hai *scelto* per te per muoverti komodamente: ti aiuterà ad allontanarti dalla brutta sensazione che stavi provando.

Dedicati a uno dei tuoi hobby. Canta, balla, dipingi. Libera la mente da quell'emozione negativa facendo la cosa che più ami fare. In questo modo sarai più concentrato sulla cosa che stai facendo che pian piano ti dimenticherai di quello che stavi provando.

Oppure chiama (o scrivi) semplicemente un amico per sfogarti o per parlare di qualsiasi cosa, non necessariamente della sensazione che stai provando.

O, ancora, rilassati. Accendi il camino e goditi la sensazione di calore che emana. O bevi un infuso caldo caldo che ti aiuterà a sentirti più tranquillo.

E se questo non ti basta, non preoccuparti.

Puoi concederti, di tanto in tanto, una piccola trasgressione.

La dieta komoda lo è anche per questo.

Non succede nulla se, magari nel periodo del ciclo mestruale, hai una voglia incredibile di dolci o di carboidrati in generale.

Accontenta questa voglia magari cercando di prediligere qualcosa che non sia così distante dalla tua komodiet, come un pezzettino di cioccolato fondente almeno al 70% oppure una fettina di pane tostato con la *komodella* (più buona di quella crema che conosci benissimo), la cui ricetta la trovi alla fine del libro (ma non sbirciare ancora!) o una manciata di frutta secca non salata.

Cerca di essere sempre in grado di distinguere che tipo di fame stai provando.

Sei una persona, che vive di emozioni, diversa da qualsiasi altra persona.

Le emozioni fanno parte della nostra vita e vanno vissute. Cerca di capire che tipo di sensazione e di emozione stai provando in un preciso momento.

Ecco un piccolo schemino riassuntivo che potrai consultare ogni volta che avrai fame.

FAME DI TESTA	FAME DI PANCIA
Inizia improvvisamente	Inizia gradualmente
È un bisogno urgente da soddisfare	Potrebbe anche aspettare
Solitamente ti porta a prediligere cibi poco salutari (snack, dolci)	È soddisfatta con qualsiasi tipo di cibo
Non dà la sensazione di sazietà	Si placa dopo un pasto
Ti porta a sentirti in colpa o a provare vergogna	Non ti senti in colpa perché hai soddisfatto un bisogno fisiologico

Stai facendo la cosa giusta, hai scelto di iniziare il tuo percorso komodo perché la tua voglia di vederti meglio prevale su qualsiasi altra cosa.

Concentrati sul tuo obiettivo e raggiungilo *komodamente!*

Vuoi avere un assaggio della vita... komoda?

Ho preparato per te una serie di ricette, gustose e komode, che ti aiuteranno ad affrontare più komodamente la tua vita!

Per scaricare il tuo ricettario, digita questo link nella finestra del tuo browser:

www.komodiet.it/bonuslibro

Ricordati di iscriverti al mio gruppo Facebook privato:

Dimagrire mangiando con komodiet-Dott.ssa Mary Di Lillo

Al suo interno ci siamo io ed un migliaio di miei pazienti che, prima di te, hanno intrapreso il loro viaggio verso la vita komoda, pronte a condividere con te informazioni, ricette e tantissimi video.

Ti senti già pronto e desideri metterti in contatto con me?

Allora vai sul mio sito, troverai tutte le informazioni per farlo:

www.komodiet.it

CAPITOLO 14

NON SAPRAI MAI DI QUANTE CALORIE È LA TUA KOMODIET

Siamo cresciuti con una convinzione ben precisa.

Ci hanno sempre detto che per perdere peso è necessario *contare le calorie* e *fare la fame*, altrimenti non arriveremo mai a vedere quel numero sulla bilancia che tanto sogniamo.

Tutti, almeno una volta nella vita, con l'intento di perdere anche solo pochi chiletti, abbiamo fatto attenzione alla *quantità* di quello che mangiavamo.

"Se mangio meno, sicuramente dimagrisco".

"Se elimino i carboidrati, sicuramente perdo peso molto più velocemente".

"Se qualche volta digiuno, riuscirò finalmente a raggiungere il mio peso ideale".

"Se conto in maniera precisissima le calorie che assumo con quello che mangio, posso stare tranquillo, anzi: mangio anche meno di quello che mi dice quella famosa app".

E ci abbiamo provato.

A mangiare meno, a eliminare i carboidrati, a non cenare la domenica sera, a leggere ogni etichetta nutrizionale guardando esclusivamente le calorie contenute in quel prodotto che stiamo per acquistare... e cosa abbiamo raggiunto?

Abbiamo mangiato sempre meno, abbiamo avuto sempre più fame, ci siamo stressati molto di più, siamo stati molto più nervosi e il peso sulla bilancia dopo un po' neanche scendeva più.

Ti sei accorto che sto parlando di "noi" e non di "te"?

Sì, anche io sono incappata in tantissimi (se non in tutti) di questi errori prima che diventassi nutrizionista.

Anche io avevo installato quell'app che mi sembrava miracolosa e seguivo alla lettera tutto quello che mi diceva di mangiare.

Ero arrivata a essere talmente tanto ossessionata dalla conta delle calorie che andavo in tilt nel momento in cui un pezzo di pane di 50g andava a superare di anche solo 2 calorie il mio fabbisogno energetico giornaliero (secondo la famosa app).

Non mi rendevo neanche conto di quanto tempo ci spendevo a fare questi calcoli.

Finché non mi sono accorta di avere continuamente fame ed ero sempre nervosa perché, in tutto questo, la bilancia non mi faceva vedere neanche il peso che speravo.

Dopo tutti i sacrifici che stavo facendo, almeno la soddisfazione di vedere il risultato sperato avrei dovuto averla.

Me lo meritavo.

Facevo tutto quello che *era giusto fare.*

Tutto quello che avevo sempre sentito dire che dovesse essere fatto esattamente in quel modo.

Quando ho iniziato a studiare per diventare nutrizionista, ho capito che stavo sbagliando (quasi) tutto.

La mia ossessione non aveva né capo né coda e non mi avrebbe portato da nessuna parte.

Ma andiamo per gradi.

Vediamo insieme quando è giusto contare le calorie e quando non lo è.

14.1 QUANDO CONTARE LE CALORIE PUO' AVERE UN SENSO

Partiamo dal principio.

Capiamo prima insieme cos'è una caloria.

La caloria è l'unità di misura del calore. Dal punto di vista nutrizionale le kilocalorie consistono nell'energia che quello che ingerisci (cibo o bevande) fornisce al tuo corpo per soddisfare il tuo fabbisogno energetico, ovvero la quantità di calorie che servono per svolgere le attività metaboliche basali e per poter svolgere l'attività fisica quotidiana.

A sua volta il fabbisogno energetico, dipende da:

1)   **Metabolismo basale**: ne abbiamo parlato già nei capitoli precedenti. Rappresenta le calorie richieste dal tuo corpo per mantenere le funzioni fisiologiche (circolazione, respirazione, funzione nervosa...)

2)   **Termogenesi indotta dall'alimentazione**: la spesa energetica necessaria per digerire e assorbire gli alimenti. Strano, vero? Anche la digestione degli alimenti richiede un dispendio di calorie che varia in base all'alimento consumato. Per esempio, la digestione delle proteine impiega molto più dispendio energetico rispetto alla digestione dei carboidrati o dei grassi.

3)   **L'attività fisica**: l'energia richiesta anche semplicemente per camminare, muoversi, fare le pulizie in casa.

Già questo dovrebbe farti capire quanto la sola conta delle calorie non possa riassumere tutti i meccanismi metabolici e biochimici che avvengono nel tuo corpo, ma è anche vero che in uno dei precedenti capitoli ti ho parlato del deficit calorico.

Il deficit calorico, ovvero l'assunzione di kilocalorie inferiori rispetto a quelle necessarie al tuo metabolismo basale, è effettivamente l'unico modo per farti perdere peso.

Qualsiasi tipologia di dieta tu faccia, se l'obiettivo è dimagrire, ci deve essere un deficit calorico che ti garantisca il successo.

Ecco che, in questo caso, la conta delle calorie può avere un senso.

Il problema è che non è sufficiente.

Le calorie sono una minima parte di quello che determina un'alimentazione sana.

Non si può, anzi, NON SI DEVE mai basare un piano alimentare volto alla perdita di peso esclusivamente sulla conta calorica.

E ora ti spiego perché.

14.2 QUANDO CONTARE LE CALORIE NON PORTA DA NESSUNA PARTE

La dieta non è solo questione di *rimuovere* le calorie in eccesso.

Il successo di una dieta dipende, sì, dal deficit calorico, ma da solo non basta.

La cosa che conta di più è la *qualità* di quello che mangi, non solo la quantità.

Quando un paziente durante la visita di controllo mi chiede il motivo per cui non sono segnate le kilocalorie all'interno della sua komodiet, gli rispondo sempre con un episodio che mi è successo nel corso dei primi anni in cui svolgevo la mia attività di nutrizionista e facevo il *grande errore* di segnare, appunto, le kilocalorie del piano alimentare.

Alessandra, una mia paziente di quegli anni, al primo controllo torna in studio felicissima e sicura di aver rispettato al 100% la sua komodiet.

Era talmente fiera di se stessa e di come era riuscita a fare tutto in maniera precisissima che mi dice di aver controllato le kilocalorie di qualsiasi alimento che ingeriva e che, in questo modo, era stata anche in grado di autogestirsi, di gestire, cioè, in piena autonomia la sua komodiet facendo qualche piccola modifica laddove fosse necessario quando, magari, non aveva in casa quel determinato alimento previsto per quel giorno.

Apparentemente, è una cosa bellissima: il mio intento è quello di rendere tutti i miei pazienti autonomi nella gestione della propria alimentazione proprio perché la komodiet è uno stile di vita e non una dieta.

... Finché non mi dice che era stata in grado anche di compensare un eventuale "sgarretto".

"Ieri pomeriggio avevo molta voglia di dolce e ho mangiato 2 cioccolatini ripieni di cioccolato al latte, però doc, stai tranquilla: ho controllato le kilocalorie che avevano e non ho mangiato il pane che avrei dovuto mangiare a cena così non ho sforato con le kilocalorie che mi spettavano dalla komodiet "- mi disse.

...

Ci fu qualche secondo di silenzio, perché mi spiazzò.

Non ci avevo mai pensato che, conoscendo le kilocalorie del piano alimentare, per rispettarle alla lettera, qualcuno si sarebbe basato esclusivamente su quelle.

Senza tener conto della qualità di quello che mangiava, ma puntando tutto su quel numero che avrebbe dovuto mangiare.

Non è tutto così semplice.

Una caloria proveniente da una fetta di carne è diversa da una caloria proveniente da un panino o da un cioccolatino o da un cucchiaio di olio, perché è diversa la loro assimilazione, la loro digestione e la loro composizione nutrizionale: due cioccolatini e 50g di pane potrebbero avere lo stesso numero di calorie, ma hanno macronutrienti (carboidrati, proteine, grassi o fibre) completamente diversi.

Gli alimenti che assumiamo non sono semplici numeri.

Apportano nutrienti o elementi (vitamine, minerali) del tutto diversi tra di loro.

È stato questo l'episodio scatenante che ha fatto sì che all'interno delle komodiet non fossero mai e poi mai più presenti le kilocalorie.

Per non parlare, poi, di tutte le correlazioni tra alimentazione, ormoni, sistema nervoso, processi digestivi che avvengono nel nostro corpo e che portano a una eventuale perdita di peso.

Ci sono, infatti, degli ormoni che intervengono nella regolazione dell'appetito, nell'immagazzinamento di nutrienti e di grassi, di cui abbiamo già parlato nei capitoli precedenti, tra cui:

- La leptina deputata al meccanismo di fame/sazietà, nel senso che diminuisce il senso di fame e aumenta la spesa energetica favorendo la perdita di peso;

- L'insulina che permette agli zuccheri di essere trasportati nelle cellule per dar loro energia: è anche il precursore principale della sintesi degli acidi grassi che vengono accumulati nel tessuto adiposo (quello delle cellule chiatte) se c'è troppo zucchero nel sangue; quindi fare un pasto composto unicamente da carboidrati (zuccheri), anche se poco calorico, potrebbe portare a un accumulo maggiore di grasso;

- Il glucagone, antagonista dell'insulina, stimola la mobilitazione dei grassi favorendo il dimagrimento e viene secreto quando c'è un calo di energia;

- Il cortisolo, l'ormone dello stress, che aumenta sia in condizioni di affaticamento psico-fisico sia in condizioni di ipoglicemia (poco zucchero nel sangue).

Sono, appunto, ormoni, non calorie.

Le calorie, da sole, non potrebbero mai regolare tutti questi processi fisiologici.

Anzi. La sola conta calorica potrebbe portare anche a un rallentamento metabolico.

Come ti dicevo nel capitolo *"dimagrisco solo con le diete drastiche"*, un'eccessiva restrizione calorica portata avanti per tanto tempo, porta il metabolismo basale ad abituarsi a smaltire sempre meno calorie e a "sopravvivere" con quelle poche calorie. Le conseguenze di tutto ciò sono: blocco del peso, stanchezza cronica, diminuzione della massa magra.

E, come ti raccontavo, anche su di me avevano solo *effetti negativi*: non riuscivo a smettere di contarle, mi precludevo tante uscite con gli amici anche per paura di *sforare* quel numero che mi spettava.

Mi concentravo solo su *quanto* mangiavo e non su *quello* che mangiavo.

Non assaporavo neanche il cibo, quasi per paura che mi potesse piacere troppo e ne avrei voluto mangiare ancora di più.

Come puoi intuire, ora, va completamente contro la mia filosofia di vita (e di dieta!).

Non mi chiedere di quante kilocalorie è la tua komodiet.

Non ti serve a niente saperlo.

Perché, poi, dovresti stressarti nel farti 3000 calcoli?

È un compito che spetta a me.

Tu devi continuare a vivere komodamente la tua vita, senza essere ossessionato da quanto mangi.

Vuoi avere un assaggio della vita... komoda?

Ho preparato per te una serie di ricette, gustose e komode, che ti aiuteranno ad affrontare più komodamente la tua vita!

Per scaricare il tuo ricettario, digita questo link nella finestra del tuo browser:

www.komodiet.it/bonuslibro

Ricordati di iscriverti al mio gruppo Facebook privato:

Dimagrire mangiando con komodiet- Dott.ssa Mary Di Lillo

Al suo interno ci siamo io ed un migliaio di miei pazienti che, prima di te, hanno intrapreso il loro viaggio verso la vita komoda, pronte a condividere con te informazioni, ricette e tantissimi video.

Ti senti già pronto e desideri metterti in contatto con me?

Allora vai sul mio sito, troverai tutte le informazioni per farlo:

www.komodiet.it

CAPITOLO 15

LA TUA VITA KOMODA

Ora che sei arrivato a questo punto del libro, avrai capito i punti chiave su cui si fonda una komodiet.

È una dieta komoda, senza scomode restrizioni e che si è adattata al tuo stile di vita, alle tue abitudini giornaliere, a quello che più ti piace fare.

Non ha sconvolto nulla di te.

Sei sempre tu, ma ora ti piaci un po' di più.

Dopo aver completato un percorso con komodiet e, quindi, dopo aver raggiunto l'obiettivo che speravi, inizia la fase di un qualsiasi percorso alimentare più temuta al mondo.

Sei felice, sei fiero di te stesso, hai perso 5, 10, 20 o più kg. Complimenti!

Ma ora cosa succederà?

Ora sei nel panico.

Hai una paura incredibile di rimettere tutti i kg persi.

Vorresti non pensarci, vorresti goderti quella sensazione di spensieratezza e felicità che stai vivendo nell'essere finalmente riuscito a eliminare quella pancetta che proprio non ti si addiceva.

Ma...

Ci pensi, è più forte di te.

Penserai che ora manderai tutto all'aria perché ricomincerai a mangiare di più.

Penserai che abbia fatto dei sacrifici inutili perché tanto sai che nell'arco di poche settimane o mesi o un anno ritornerai al punto di partenza.

La felicità che stavi provando si trasforma in angoscia, ansia e preoccupazione per un futuro che credi già scritto.

È ora il momento di fermarti a pensare.

Calma, ragioniamo insieme.

La komodiet non ha fatto nulla di eccezionale per te.

Sei stato tu a decidere di voler intraprendere un percorso volto al miglioramento di te stesso per vedere finalmente allo specchio l'immagine di una persona che piace a se stessa e (perché no?) anche agli altri.

La tua volontà è stata la chiave di tutto. Senza di quella, non saresti mai arrivato al punto in cui sei ora.

Come ti scrivevo prima, se hai seguito una komodiet, non è cambiato nulla di te, della tua personalità o del tuo *modo di vivere*.

Hai semplicemente migliorato le tue abitudini, ma non hai mai fatto qualcosa di totalmente diverso rispetto a quello che facevi già.

Non hai dovuto allenarti per 2 ore tutti i giorni contro la tua volontà per raggiungere più in fretta quel risultato.

Hai scelto tu quello che amavi fare e lo hai accompagnato al percorso alimentare che stavi facendo.

Non hai mangiato cose che proprio non ti piacevano solo perché "quelle cose fanno dimagrire in fretta o sono salutari".

Hai mangiato solo quello che ti piaceva e hai provato nuove ricette per abbinare i cibi in maniera corretta.

Non andare nel panico.

Non farti rovinare questa emozione bellissima che stai vivendo ora solo perché con le vecchie diete hai sempre recuperato tutti i kg che avevi perso.

Anche perché...

Il famoso mantenimento, in una komodiet, non esiste.

Non hai cambiato nulla della tua vita e non devi farlo neanche ora.

Insieme abbiamo capito quanto le calorie non siano importanti e quanto sia inutile stare lì a contarle anche durante una komodiet (figuriamoci in un ipotetico mantenimento se ci fosse!).

Ora hai capito il ruolo fondamentale che giocano, invece, i macronutrienti quali carboidrati, proteine, grassi e fibre e come bilanciarli all'interno di un pasto.

Sei perfettamente in grado di capire se un alimento può portarti gonfiore addominale e quindi dovresti limitarne il consumo o se un particolare cibo non è adatto a te se hai una patologia specifica.

Soprattutto, sai benissimo che non devi stressarti!

Non stare lì a pensare o immaginare cose che forse non accadranno mai.

Non stare lì a pensare se stai mangiando in maniera corretta oppure no.

Lo sai fare, lo hai fatto finora.

È il tuo stile di vita ora.

Non succede nulla se un giorno mangi 100g di pasta anziché 80g, ad esempio.

Non succede nulla se un giorno mangi meno verdura perché è stata una settimana frenetica o mangi un gelato in più.

Non succede nulla se in una settimana mangi meno pesce rispetto a quanto dovresti mangiarne perché non hai avuto tempo di andare a comprarlo.

Non succede nulla se per qualche giorno devi mangiare al ristorante e non potrai pesare la tua dose: lì ragionerai a porzioni e sai perfettamente cosa puoi mangiare che si adatta alla tua komodiet.

Quello che non è sano (e *komodo*) è fare tutti i giorni, tutte le settimane lo stesso *errore.*

Sai benissimo, ad esempio, che non puoi mangiare tutti i giorni 400g di carne o 4 scatolette di tonno.

Hai avuto sempre durante il tuo percorso con komodiet il tuo pasto libero in cui poter farti passare tutti gli sfizi di cui avevi bisogno (e di cui avevi voglia!) e hai visto che non hanno mandato all'aria nulla, anzi, hanno anche favorito il tuo dimagrimento in quanto ti hanno fatto allontanare dalla routine settimanale.

Ecco perché non esiste il mantenimento.

Con una komodiet devi continuare a fare quello che hai sempre fatto.

15.1 NATALE E PASQUA: CROCE E DELIZIA

Non vedi l'ora che arrivino le feste di Natale e Pasqua per goderti la tua famiglia, i tuoi amici o semplicemente per staccare dalla routine di tutti i giorni, ma poi ti fai pervadere anche qui dal senso di ansia.

Come faccio a rinunciare al cenone delle vigilie o al pranzo di Pasqua?

Riuscirò a mangiare senza vedere quella lancetta della bilancia salire sempre di più?

Lo so che questi sono i dubbi che maggiormente ti attanagliano durante il periodo di feste, soprattutto quelle di Natale che durano un paio di settimane.

Ma, anche in questo caso, c'è un bellissimo lato positivo e inaspettato.

Il consiglio che dò sempre ai miei pazienti è quello di godersi *komodamente* le feste.

Sì, hai letto bene.

Non ha alcun senso fare rinunce in momenti di convivialità e di gioia come questi.

Si può tranquillamente fare il cenone, il pranzo di Natale o di Pasqua senza che i tuoi risultati vengano mandati all'aria.

Ma sii furbo: mangia quello che ti piace anche in porzioni abbondanti oppure mangia tutto ma in piccole dosi solo nei giorni rossi da calendario.

In questo modo, stai prendendo una piccola pausa dalla dieta komoda che stai seguendo aumentando le kilocalorie ingerite, proprio come quando ti godi il tuo pasto libero.

Ritornando, poi, alla tua alimentazione di tutti i giorni, hai rimesso in moto il tuo metabolismo che sarà in grado di smaltire quel surplus calorico.

E poi, vuoi mettere quanto queste feste ci servano per rilassarci e a stare, fosse anche solo per un giorno, lontano dallo stress?

Le feste sono un'occasione d'oro per prenderti cura di te stesso e per vivere anche i piaceri della tavola.

Certo, il trucchetto della bilancia vale sempre: NON pesarti mai il giorno dopo un pasto libero o il giorno dopo il pranzo di Natale.

È ovvio che la bilancia segni qualche grammo in più, ma, come ti ho spiegato nei capitoli precedenti, è impossibile che l'aumento di peso sia riconducibile a un aumento di grasso.

Sono liquidi che il tuo corpo non ha ancora smaltito.

Quindi, se vorrai, ti peserai a distanza di 2-3 giorni e non noterai alcuna differenza rispetto al peso pre-festa!

E dopo le feste?

Mia cugina fa una sorta di digiuno (o detox) per perdere subito tutti i kg persi.

Lasciala fare!

Tu ascolta il tuo corpo.

Il giorno dopo il pranzo di Capodanno non hai fame? Diminuisci le porzioni o mangia in bianco.

Oppure, hai una fame *giusta* ma la reprimi temendo che sia più appropriato fare un digiuno? Non è così.

Ti basterà riprendere komodamente la tua komodiet senza restrizioni o modifiche. Non aumenterai di peso per questo.

Fai quello che hai sempre fatto, proprio come fai il giorno dopo un pasto libero.

15.2 LE VACANZE... D'ESTATE

Hai ragione, i periodi di festa o vacanze non si riconducono solo a Natale o a Pasqua.

Ci sono le vacanze estive, le più lunghe di tutte se siamo fortunati.

Lì per lì, paradossalmente, non hai per niente voglia di rispettare una dieta precisa.

Sei in vacanza, sei lontano da tutti e da tutto e vuoi goderti *komodamente* tutto ciò che ne deriva.

Fai benissimo!

La vacanza è relax, avventura, scoperta di nuove culture e anche di nuovi cibi!

Il cibo ti racconta il luogo che stai visitando con i suoi odori, sapori e colori.

Quante volte ti è capitato di sentire anche solo l'odore di un sugo o una spezia in particolare per ripotarti subito lì con la mente nel luogo che te lo ricorda?

E ti sembra di rivivere tutte le sensazioni e le emozioni che provavi in quel momento, anche a distanza di anni.

Quindi, perché privartene? Perché privarti di emozioni e sensazioni uniche che ricorderai per tutta la vita?

Tutto sta, ancora una volta, nel farlo con buonsenso e *consapevolezza komoda*.

Quando sei in vacanza, se hai una cucina a disposizione, è tutto più semplice: fai tu la spesa e prepara i piatti come hai sempre fatto.

Naturalmente, di certo non mi aspetto che porti una fumante pasta e fagioli sotto l'ombrellone con 40 gradi all'ombra.

Via libera a insalate di riso, panini con affettati o con frittatina o con verdure grigliate o ancora insalatone con pollo o pesce.

Se invece sei in hotel e non sei tu a gestire le porzioni o i condimenti, non c'è problema.

Come ti dicevo prima, ora sai benissimo cosa è giusto mangiare quindi puoi fare tranquillamente un pasto completo scegliendo una fonte di carboidrati (pane, riso, pasta, patate), una fonte di proteine (pollo, pesce, uova), una fonte di grassi (olio o frutta secca) e una di fibre (verdure, in generale).

Oppure puoi scegliere una porzione di carboidrati e verdure a pranzo e preferire quella con proteine e grassi la sera.

Lo scegli tu, *komodamente*, come hai sempre fatto, come se stessi a casa tua, senza rinunce.

E se mi andasse un gelato?

Sarei una pazza a privartene, essendo un *must* dell'estate.

Ricorda solo che non va a sostituire un pasto.

Non consumarlo al posto di un pranzo o di una cena in quanto non ha tutti i macronutrienti necessari per compensare un pasto completo.

Preferiscilo come spuntino, magari in coppetta piccola o cono piccolo un paio di volte a settimana e prediligi gusti quali pistacchio, nocciola, stracciatella, fiordilatte, cioccolato fondente che sono meno zuccherini rispetto ad altri, tranne se...

Ti stai godendo il tuo pasto libero.

Lì vai con il gusto che ami di più e che ti dà più soddisfazione.

Al ritorno dalle vacanze, non andare nel panico.

Vale sempre la regola di non pesarsi mai il giorno dopo, ma aspettare qualche giorno in più.

Non allenarti in maniera estenuante solo per rimetterti subito in forma, anche perché durante le vacanze ti sarai sicuramente mosso di più: hai nuotato in mare sotto un bellissimo sole o hai camminato molto esplorando il posto nuovo che stavi visitando.

La vacanza fa parte della tua vita.

E in una komodiet che si rispetti, dovrai sempre godertela senza restrizioni.

Vuoi avere un assaggio della vita... komoda?

Ho preparato per te una serie di ricette, gustose e komode, che ti aiuteranno ad affrontare più komodamente la tua vita!

Per scaricare il tuo ricettario, digita questo link nella finestra del tuo browser:

www.komodiet.it/bonuslibro

Ricordati di iscriverti al mio gruppo Facebook privato:

Dimagrire mangiando con komodiet-Dott.ssa Mary Di Lillo

Al suo interno ci siamo io ed un migliaio di miei pazienti che, prima di te, hanno intrapreso il loro viaggio verso la vita komoda, pronti a condividere con te informazioni, ricette e tantissimi video.

Ti senti già pronto e desideri metterti in contatto con me?

Allora vai sul mio sito, troverai tutte le informazioni per farlo:

www.komodiet.it

CAPITOLO 16

IL SEGNO DEL DESTINO

Immagina di trovarti catapultato da un giorno all'altro in un mondo completamente diverso da quello in cui eri stato il giorno prima.

Un mondo in cui tutto è cambiato.

La tua stessa vita è stata risucchiata da questo cambiamento.

La sveglia suona come sempre alle 7:00.

Ti alzi, assonnato, per andare a lavoro.

Piano piano, sbandando un po' qui e lì perché non sei ancora del tutto sveglio, attraversi il corridoio di casa ed entri in bagno per farti la doccia e vestirti, ma prima apri la persiana per far entrare un po' di luce nella tua casa.

Magari ti aiuta anche a svegliarti più in fretta visto che hai già fatto cinque sbadigli consecutivi.

Ma aspetta...

C'è qualcosa di diverso.

Non senti la signora del piano di sopra che urla ai figli di alzarsi per andare a scuola.

Ti affacci alla finestra e non vedi il solito via vai di persone che escono dal parco dove abiti per andare a lavoro.

Non senti in lontananza i soliti automobilisti impazienti che suonano il clacson sollecitando l'auto davanti alla loro a darsi una mossa perché è appena scattato il verde del semaforo.

Tu ti sei alzato normalmente, come tutti i giorni, ma lì fuori è tutto diverso.

Ecco che fai mente locale e, se per un attimo ti è sembrato di esserti svegliato su un pianeta disabitato, ora ti sei ricordato.

Sei nel primo giorno di lockdown.

Il mondo lì fuori è completamente deserto.

Tutti chiusi in casa.

A lavorare ci vanno solo i medici che devono sopperire a un'enorme emergenza sanitaria a causa di una pandemia senza precedenti. O chi lavora nei supermercati o farmacie che vendono beni di prima necessità per permettere a tutti di (soprav)vivere.

Tutti rigorosamente con il volto coperto da una mascherina per evitare un possibile contagio.

Sembra l'inizio di uno di quei film apocalittici che hai visto qualche volta in TV e che quasi mai hanno un lieto fine.

È tutto così surreale, eppure lo abbiamo vissuto tutti.

È vero, la sveglia è suonata alle 7:00 come ogni giorno, ma stavolta non ti tocca andare a lavoro.

Lo farai da casa in smart working oppure ti godi qualche giorno o al massimo qualche settimana di ferie che naturalmente saranno pagate perché, fosse per te, ci saresti andato tranquillamente a lavoro come tutti i giorni.

Al netto della drammaticità della situazione e delle tragedie che sta portando con sé, non ti dispiace goderti un po' di più casa tua e la tua famiglia.

Puoi finalmente finire quella serie TV di cui tutti parlano, ma che non hai mai avuto tempo e modo di guardare.

Puoi dedicare più ore ai tuoi figli che ora sono con te tutto il giorno.

Puoi rilassarti e leggere un libro come facevi prima, quando eri ancora uno studente e la tua unica preoccupazione era finire la scuola o l'università nel migliore dei modi per poi goderti la vita da adulto.

Puoi (o devi, in questo caso!) imparare a cucinare, cimentarti nella preparazione di pizze o dolci visto che tutti i ristoranti e pizzerie sono chiusi.

È tutto bellissimo, ma solo per qualche giorno, al massimo poche settimane.

La situazione, però, si prolunga per almeno altri due mesi.

Quasi quasi ti sta mancando la tua vita frenetica di cui ti sei sempre lamentato.

Il tuo cane è veramente esausto di uscire sette volte al giorno per permettere anche a te di respirare un po' di aria.

Sono passati a malapena due anni da quel fatidico 9 marzo 2020, anche se sembra già passato un secolo.

Quindi, non è poi così difficile da immaginare tutta questa situazione.

Ti immagini poi se tutto questo ti ha portato a vedere la tua bilancia segnare 20 kg in più, all'improvviso senza che te ne sia reso conto?

Può essere una pandemia che ti blocca in casa o potrebbe essere un incidente che ti blocca a letto per giorni interi... o potrebbero essere gli impegni lavorativi o familiari che ti assorbono come una spugna e non ti danno più respiro.

Qualsiasi sia la causa, intanto quei 20 kg in più sono sbucati "all'improvviso" sui tutti i lati del corpo di Valentina, la cui storia sono sicura che ti farà riflettere.

16.1 "NON MI RICONOSCO PIU'"

Valentina è una ragazza italiana trasferitasi in Germania dopo il suo matrimonio.

Ha 29 anni, ma ha già incontrato l'amore della sua vita e quando la vita, una volta tanto, ti presenta davanti una fortuna del genere, non puoi lasciartela sfuggire!

Fosse anche se, per amore, devi lasciare la tua famiglia, le tue abitudini, la tua casa e devi andare a vivere in una nazione europea diversa dall'Italia che tutti dicono essere *fredda* e *poco gentile* come la Germania.

Ma ora non è questa la tua priorità.

Ora sei finalmente felice, con il tuo compagno di vita e non vuoi stargli lontana neanche un secondo.

Detto fatto.

Valentina si ritrova a vivere in Germania per impegni lavorativi di suo marito pur non conoscendo mezza parola di tedesco.

Ma è testarda e ha tutta la volontà di imparare.

Ecco che si mette sotto e, in men che non si dica, trova anche lei un lavoro come cameriera presso un noto ristorante tedesco.

È stata dura all'inizio, i suoi colleghi non erano poi così disponibili nei suoi confronti e i clienti non avevano certo la delicatezza o la pazienza di comprendere che non conosceva bene la lingua tedesca e stava piano piano cercando di studiarla.

Ma non le importava.

Tanto, quando tornava a casa, c'era suo marito che la aspettava e per lei questo valeva più di mille sgridate che le faceva il suo capo quando sbagliava un ordine.

Stava facendo la cosa giusta e si sentiva anche più realizzata come donna, con un suo stipendio e una sua indipendenza economica.

I mesi passano, il suo tedesco migliora sempre di più e ora il suo capo sembra quasi una persona gentile.

Tutto sembra andare a gonfie vele, finché non si è ritrovata catapultata nel lockdown.

Chiusa in casa, senza lavoro, lontana dalla sua famiglia.

Suo marito continua a lavorare a volte da casa, a volte fuori casa.

Lei no.

Capitano delle giornate intere in cui è completamente sola.

Con una TV che parla solo tedesco che ora non ha più tanta voglia di imparare.

Con la sua mamma e il suo papà troppo lontani da lei e i suoi fratelli che non poteva vedere se non in una videochiamata.

Non riesce a stare ferma lì, senza far nulla.

Lei che si è sempre data da fare, che si è sempre fatta in quattro per essere felice e per rendere felici tutti coloro che la circondano.

Così si è dedicata alla cucina, ha provato tantissime nuove ricette che proponeva a suo marito non appena rientrava da lavoro, con la speranza che le apprezzasse e cercando di rendersi utile in mille modi possibili, visto che ora non ha più neanche il suo stipendio.

La sua vita ora è sveglia-pulisci casa-cucina-guarda la TV-cucina-guarda la TV-vai a dormire.

Identica, tutti i giorni.

E il suo corpo che cosa ha fatto?

Si è adattato.

Siamo una macchina perfetta e, nel bene e nel male, il nostro organismo si adatta affinché possiamo gestire al meglio lo stile di vita che stiamo conducendo.

Il nostro corpo si adatta a digerire quotidianamente quello che gli viene proposto.

Se è vero che ha sperimentato nuove ricette e nuovi piatti anche molto prelibati, non è stato questo il "problema".

Il cibo è cibo.

È l'uso che ne ha fatto che ha trasformato Valentina in ciò che non aveva mai visto prima.

Il fatto che fosse sempre chiusa in casa ha portato Valentina a mangiare cibo continuamente, anche quando non aveva fame.

Stava soffrendo della fame di testa, quella che ti si presenta lì, come un impulso che devi soddisfare immediatamente, ad ogni costo.

Il cibo è, per Valentina, un momento di finta felicità che la consola quando si sente sola.

Quando si è accorta che il pantalone della divisa da lavoro, che stava provando con la speranza di poter ritornare quanto prima alla normalità, non le è entrato più, ha deciso di salire sulla bilancia.

Fino ad allora non si era resa conto effettivamente di quanto stesse cambiando.

I pantaloni della tuta che usava per casa nascondevano benissimo eventuali gonfiori che poteva aver accumulato.

È stata proprio la voglia di ritornare alla sua vita di sempre, anche se non era perfetta, che le ha sbattuto in faccia la realtà.

Quando decide di salire sulla bilancia, lo fa con gli occhi chiusi.

"Quanto posso aver messo? 5-6kg? Ci sta, ho mangiato un po' in più, non mi sono mossa..."

Cercando di autoconvincersi e giustificarsi, apre gli occhi e il risultato aveva dell'inverosimile: ben 20kg in più rispetto a 3 mesi prima.

20kg, non 5-6 come lei aveva immaginato nella peggiore delle ipotesi.

Le crolla il mondo addosso.

Prova vergogna.

E rabbia, verso se stessa.

Non era stata in grado di gestire la sua mente e il suo corpo.

La sua ansia, le sue preoccupazioni, la sua noia avevano preso il sopravvento su tutto.

Non era più lei.

Ora che ha il coraggio di guardarsi allo specchio in biancheria intima, ne ha la certezza assoluta.

"Come mi sono ridotta? Come è possibile che sia arrivata a tanto?"

Ma, ancora una volta, la sua forza di volontà ha avuto la meglio sui suoi sensi di colpa.

Il caso ha voluto che, mentre navigava sui social in un giorno qualunque, incappa nel mio profilo, legge alcune recensioni dei miei pazienti e, un po' incuriosita per il mio metodo di una dieta komoda, un po' mossa dal suo stato d'animo, coglie la palla al balzo e mi contatta.

Lei ancora oggi ritiene che sia stato il destino a farci incontrare. Anche a me piace pensare che sia così.

"Dottoressa, ho bisogno di aiuto. Non mi riconosco più. Mi sento in colpa per come sono diventata in pochissimo tempo. Spero di poter avere un appuntamento il prima possibile perché sono arrivata al limite. Vivo in Germania, quindi spero che possiamo fare una consulenza a distanza, sono pronta a tutto".

Queste furono le sue parole.

Eravamo ancora in pieno lockdown anche in Italia, ragion per cui l'unica possibilità per fare una visita era online anche da qui.

Ci trovammo perfettamente, le nostre strade si stavano incontrando (grazie al destino, come rimarca sempre Valentina ☺).

Fissiamo l'appuntamento online tramite una videochiamata e abbiamo avuto subito una certa connessione.

Valentina mi raccontò tutto il disagio che aveva provato fino a quel momento.

Mi mostrò una foto di com'era appena qualche mese prima e ora si vergognava anche di farsi vedere da un pc.

Maglione largo e una webcam non troppo direzionata sul suo corpo, favorivano, ai suoi occhi, il fatto che non potessi vederla dall'altra parte dello schermo durante la nostra consulenza online.

Eppure, io la vedevo.

Vedevo quei suoi occhi e vedevo che non si trovava bene con se stessa.

Lei, però, il suo primo passo verso il suo percorso komodiet l'aveva appena fatto.

Sapeva di non riconoscersi più come la Valentina che voleva e che amava.

Il suo percorso è stato un balzo nel vuoto per lei...
ma io ero presente con una serie di passi che poteva
intraprendere sicuri in quel vuoto perché l'avevo
assicurata alla corda della komodità.

Niente paura. Quella corda sarà sempre assicurata
e controllata da me.

La vita komoda di Valentina era appena iniziata.

16.2 UN DIGIUNO... KOMODO

Valentina aveva bisogno di controllare la sua fame di testa.

Dalla testa parte sempre tutto.

Così come da lì ha avuto la forza di andare a vivere a più di 1000km da casa sua, sempre dalla testa partivano la sua tristezza e la sua frustrazione nello stare chiusa in casa 24 ore sue 24 senza avere un obiettivo o una motivazione che potessero aiutarla a gestire quegli attacchi di quella fame maledetta che aveva a partire dal pranzo e finiva a notte fonda quando finalmente riusciva ad addormentarsi.

Questo perché anche i suoi orari ora erano completamente stravolti: non riusciva ad addormentarsi prima di una certa ora visto che non era *abbastanza stanca,* ma poi la mattina non si alzava prima delle 11.

La sua fame partiva non appena iniziava a mangiare.

Il suo primo pasto della giornata era il pranzo.

Bello abbondante, composto da circa 120-140g di pasta, un po'di pane, qualche contorno, frutta, un dolcino a fine pasto...e non si finiva più!

Ecco che non avrei mai potuto proporre a Valentina una dieta con i classici cinque pasti giornalieri che partono dalla colazione, continuano con spuntino, pranzo e merenda e si concludono con una cena.

Valentina non aveva fame nella prima parte della giornata perché, fondamentalmente, dormiva ancora!

Come ti ho sempre sottolineato in questo libro, la komodiet si adatta komodamente alla tua vita.

Non ci sono cose completamente giuste o completamente sbagliate quando si parla dei tuoi orari, del tuo stile di vita o della tua routine.

Il mio compito è farti vivere la vita come hai sempre fatto o come stai vivendo in quel momento, senza sconvolgere nulla, senza farti vivere uno stress maggiore di quello che stai già vivendo.

Una dieta con un'impostazione *classica*, non avrebbe mai aiutato Valentina.

L'avrebbe seguita per 2-3 settimane, ma poi, più o meno inconsapevolmente, sarebbe ritornata al punto di partenza, facendosi *fregare* nuovamente dalla fame di testa.

Ecco che la strategia dietetica che le ho proposto è stata quella di un digiuno intermittente: in parole povere, nella prima parte della giornata, visto che non aveva fame, non mangiava nulla, ma beveva solo acqua.

A partire dal pranzo, poi, iniziava la sua komodiet: in otto ore della sua giornata, dal pranzo alla cena, erano concentrate tutte le calorie di cui aveva bisogno.

Certo, dal momento che il suo obiettivo era perdere peso, le ho sempre garantito un deficit calorico: non assumendo le calorie della colazione e dello spuntino e rimodellando piatti e abbinamenti di macronutrienti fino alla cena, aveva la sensazione di star mangiando come aveva sempre fatto in quel momento, ma in modo *migliore* e...komodo!

A pranzo aveva tutti i giorni il suo bel piatto di pasta, a cui non poteva rinunciare, abbinato a una proteina inserita all'interno del primo piatto (es. pasta con tonno o pasta con salmone o ancora riso con pollo) oppure, a parte, come secondo piatto, accompagnata da un contorno di verdure e da un frutto se aveva ancora fame.

Così si sentiva soddisfatta dal pranzo.

Riusciva a resistere e a controllare i suoi impulsi da fame di testa fino al pasto successivo, corrispondente alla merenda pomeridiana.

Anche qui, le proposi un pasto completo, composto da carboidrati (frutta o fette wasa), proteine (parmigiano o fesa di tacchino o yogurt) e grassi (frutta secca o cioccolato fondente almeno al 70%) in modo da garantirle un senso di sazietà più duraturo.

Come già saprai visto che sei arrivato a questo punto del libro, la fame di testa ti fa venire voglia di *schifezze* o meglio di *junk food*. Con un pasto più bilanciato come questo, la fame è più controllabile e la cioccolata fondente può sopperire alla voglia di dolce che potresti avere.

La giornata di Valentina si concludeva con una cena, anche questa completa, comprendendo un panino o un po' di riso basmati, un secondo piatto, un contorno di verdure e un frutto.

Era la soluzione komoda adatta a Valentina, l'unica che poteva portarla a vedere risultati senza soffrire inutilmente la fame.

Ti basti sapere che mangiando così per 4 settimane, con un pasto libero a settimana, Valentina aveva perso ben 7kg!

Un risultato grandioso!

Lei era ancora più motivata e io ero orgogliosa di lei!

Ecco che, al controllo mensile, fatto sempre con una videochiamata, noto che è molto più sicura di sé, scherza anche con suo marito, che ogni tanto passa dietro di lei, e non ha nessuna intenzione di mollare.

Le faccio qualche piccola modifica alla sua komodiet per evitare che si annoi a mangiare sempre gli stessi piatti e per fare in modo che il suo metabolismo non abbia voglia di fermarsi.

In base ai suoi gusti, le inserisco dei nuovi piatti komodi che soddisfano anche la sua voglia di cucinare: le propongo la mia carbonara komoda o una bella insalata di polpi e patate che lei adora!

I risultati sono palesi, ma, credimi, era più evidente quanto Valentina fosse cambiata *dentro*.

Sui social, prima di iniziare il suo percorso con komodiet, non aveva nessuna foto sua, se non qualcuna del suo matrimonio.

Poi, zero di zero.

Ora, invece, inizia a fare selfie e scatta fotografie felice con suo marito.

Dopo 3 mesi di komodiet e quando finalmente si riprende a viaggiare, Valentina torna in Italia con 11 kg in meno e la sua mamma... stenta a riconoscerla!

Si vede più bella, si sente più sicura di sé.

Ed è così, no?

Se stai bene con te stessa, si nota. Nel senso che lo notano tutti, ovunque tu vada.

Valentina, infatti, mi ha confessato che chiunque la incontrasse per strada le faceva i complimenti sia in merito al suo cambiamento in termini di peso, sia perché sembrava più giovane e bella!

Era radiosa, lo posso confermare.

È anche venuta a trovarmi in studio facendomi una sorpresa bellissima.

Finalmente ci eravamo potute vedere di persona!

Ritornata in Germania, poi ha trovato un lavoro molto più gratificante del precedente e per arrivarci, fa delle lunghissime passeggiate a piedi senza più nessuna vergogna di essere osservata, perché sa che gli sguardi che si poggiano su di lei, ora sono per ammirarla, non per deriderla.

A 5 mesi dall'inizio del suo percorso con komodiet, quei 20 kg erano spariti, guarda anche tu:

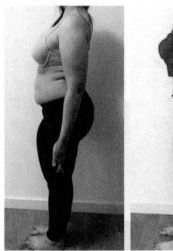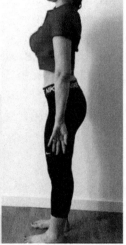

E nonostante viva ancora in Germania con gli stessi cibi, lei non ha fatto sacrifici per seguire il mio metodo komodo komodo.

È tornata a controllare il suo corpo senza ossessionarsi e in modo così naturale che... ormai è il suo stile di vita.

Sono veramente tanto, troppo fiera di lei.

Vuoi avere un assaggio della vita... komoda?

Ho preparato per te una serie di ricette, gustose e komode, che ti aiuteranno ad affrontare più komodamente la tua vita!

Per scaricare il tuo ricettario, digita questo link nella finestra del tuo browser:

www.komodiet.it/bonuslibro

Ricordati di iscriverti al mio gruppo Facebook privato:

Dimagrire mangiando con komodiet-Dott.ssa Mary Di Lillo

Al suo interno ci siamo io ed un migliaio di miei pazienti che, prima di te, hanno intrapreso il loro viaggio verso la vita komoda, pronti a condividere con te informazioni, ricette e tantissimi video.

Ti senti già pronto e desideri metterti in contatto con me?

Allora vai sul mio sito, troverai tutte le informazioni per farlo:

www.komodiet.it

CAPITOLO 17

"FINCHE' MORTE NON CI SEPARI"

Ogni persona che incontri sta combattendo una battaglia di cui non sai nulla. Sii gentile. Sempre.

Questa frase di Platone rispecchia alla perfezione la storia di Maria che sto per raccontarti.

Sarebbe una frase da incorniciare o che dovrebbero farsi tatuare alcune persone che ci circondano, che non hanno una sensibilità tale da rendersi conto di quando effettivamente sia il caso di dire una parolina di troppo e di quando, invece, sarebbe meglio tacere.

Ti giudicano, si fanno una loro opinione su di te e danno una sentenza.

BAM! IL CASO È CHIUSO!

Sei tu il "colpevole" di un processo immaginario che avviene nella loro mente di cui loro sono i giudici.

Un processo che avviene basandosi su dei fatti puramente aleatori: uno sguardo, una parola, un modo di camminare, un modo di sorridere e... si fanno una loro opinione su di te.

Basandosi semplicemente sulle apparenze.

Ma che ne sanno di quello che hai dentro?

Che ne sanno di quanto hai lottato contro te stesso e non sei ancora riuscito a vincere la tua battaglia?

Perché ti fanno così male le parole o gli sguardi di persone più o meno (s)conosciute, tanto da rovinarti una giornata o, nel peggiore dei casi, gran parte della tua vita?

No, non sempre la gente si rende conto di quanto ci possa condizionare un loro parere.

Sono sicura che alcune persone diano la loro opinione solo per darci un consiglio in maniera genuina, con lo scopo di aiutarci, nel vero senso della parola o di spronarci a fare di meglio.

Sono proprio loro le persone di cui dovremmo circondarci.

È anche vero, però, che alcuni invece non pensano prima di parlare.

Magari lo fanno scherzando, credendo di essere divertenti, ma tu non ci trovi niente da ridere.

Le loro parole sono pungenti, ti lacerano dentro lentamente, sempre più a fondo, ogni volta che la tua mente ti riporta a quel momento in cui è stata pronunciata quella frase.

La cosa certa è che la società in cui viviamo non aiuta per niente.

Viviamo in un mondo di competitività, di paragoni.

Devi sempre essere meglio degli altri.

Devi essere magro, avere una bella casa, un lavoro che ti soddisfi ed una famiglia meravigliosa.

Se non è così, c'è qualcosa che non va in te.

"Sei grasso perché mangi".

"Hai una casa piccola perché guadagni poco".

"Non sei in grado di procurarti un lavoro adeguato perché non hai una laurea o non ti impegni abbastanza".

"Hai già 30 anni e non sei ancora sposato e/o non hai ancora figli."

"Come puoi pretendere di crearti una famiglia se sono vere tutte le cose precedenti?".

Tutto questo non ti fa bene, non *ci* fa bene.

Siamo continuamente in tensione, sotto stress e... più tristi.

Arriviamo addirittura ad autoconvincerci che sia colpa nostra realmente.

E ci rifugiamo in noi stessi, sentendoci inadeguati, vivendo in una società che sembra remare contro di noi.

Arriviamo al punto di nasconderci, sperando che nessuno si accorga quello che stiamo passando e di come lo stiamo affrontando.

Proprio come è successo a Maria che non ha voluto dire a nessuno di *essersi messa a dieta*.

17.1 "NON LO SA NESSUNO"

Maria si rivolge a me in un momento di *consapevolezza* della sua vita.

È reduce da una decina di diete.

Con lei, le diete hanno sempre funzionato. Perde peso in relativamente poco tempo.

Il problema è che poi rimette tutti i kg persi, con gli interessi!

Nel senso che, se ne ha persi 15 in 3 mesi, ne rimette 20 in 6 mesi.

Ma lei lo sa, ne è consapevole.

Sa esattamente perché succede questo.

All'inizio vive la dieta con entusiasmo, felice dei risultati che sta raggiungendo. Tutti intorno a lei le fanno i complimenti per la velocità con cui riesce a perdere quei kg in eccesso.

Non appena, però, smette di seguire la dieta, entra in panico:

E ora?

Riuscirò a mantenere i risultati? Che succederà se per l'ennesima volta non riesco a mantenere il peso? Che cosa penseranno gli altri di me?

Ecco che rientra nel circolo infinito dei suoi pensieri negativi e lo stress sale alle stelle.

Lo stress, come ti ho spiegato nei capitoli precedenti, è reale.

Nel senso che ci stravolge, creando uno squilibrio dentro di noi per tutti i cambiamenti ormonali che porta con sé e per il senso di fame che sembra non placarsi mai.

Questo perché, mangiare il cibo che ci piace, ci fa produrre la famosa serotonina, ovvero l'ormone della felicità che allenta la tensione derivante dallo stress.

Ecco perché Maria, in questi periodi di ansia, vede il cibo come una coccola, una consolazione.

Il problema è che arriva al punto di mangiarne troppo, sempre più spesso, tutti i giorni, tutte le settimane, per mesi interi.

E in men che non si dica il suo corpo ritorna al punto di partenza. Proprio come prima (o peggio di prima) che iniziasse la dieta.

Il bello è che, quando succede questo (perché succede, lo sa già) deve tener conto non solo della dura lotta con se stessa perché si sente delusa e arrabbiata per aver *sprecato* i precedenti mesi di dieta.

Purtroppo, deve tenere conto degli *altri.*

Come ti dicevo, la gente non perde mai l'occasione per giudicare e dare il proprio parere soprattutto quando nessuno glielo ha chiesto.

Maria si ritrovava spesso a cena con amici o conoscenti che puntualmente erano lì a sparare giudizi a caso:

"Ma non eri a dieta?"

"Non stai più seguendo la dieta, vero?"

"Sei ingrassata di nuovo, ma che ti sei mangiata?"

"Ti vedo molto gonfia, come mai non stai seguendo la dieta?"

Lei magari cercava di sdrammatizzare con una battutina, dicendo che aveva preso una pausa di riflessione dalla dieta, che avrebbe ripreso appena possibile.

Ma dentro di lei si sentiva morire.

Non è giusto che proprio a lei doveva capitare quel fisico, con quel metabolismo che non è in grado di gestire qualche *sgarretto* in più.

Le battutine degli altri, i sorrisini complici di chi non aveva il coraggio di dirle in faccia quello che pensava ma non si faceva problemi a (s)parlarne con chi aveva seduto accanto, la ferivano ancora di più.

Grasse risate per tutti.

Pianti in solitudine per lei.

Ecco che, durante la sua prima visita, mi dice che questa volta non avrebbe detto a nessuno che stava cercando nuovamente di perdere peso.

Lo sapeva solo lei, la sorella e i suoi genitori.

Agli altri lo avrebbe *risparmiato*. Magari non avrebbero sprecato fiato a sentenziare una sua nuova eventuale caduta.

"Quindi Mary, massima discrezione. Non lo sa nessuno. Non biasimarmi se non pubblicherò sui social gli eventuali risultati che raggiungiamo insieme. Sarà una cosa mia e tua (e della mia famiglia). Non voglio più dover dare spiegazioni agli altri" – ci aveva tenuto a precisare.

Io ho assolutamente rispettato la sua decisione, ma in cuor mio avrei voluto dirle di fregarsene.

È assurdo che una ragazza di 29 anni debba vivere così per colpa degli altri.

È assurdo che gli altri siano così meschini.

È assurdo che per *paura* del giudizio degli altri, non abbia nemmeno una sua foto del profilo sui social.

17.2 LA RIVINCITA

Il percorso di Maria con komodiet parte alla grande.

Il primo mese perde ben 8kg!

"Mary, aspetta: ora devo fare una foto alle misure e al peso che hai segnato perché papà deve sborsare ben 80 euro!"

Maria, infatti, mi racconta sorridendo che il padre, che la ama più di ogni altra cosa e vuole solo vederla felice, le aveva detto che le avrebbe dato 10 euro per ogni kg perso, pensando erroneamente che si trattasse di 4-5 kg.

Mi sa che il papà non farà più una scommessa del genere con Maria, ma noi ancora ricordiamo ridendo la faccia bianca del padre quando si è reso conto che la figlia stesse facendo sul serio.

"Soldi ben spesi" - disse alla fine.

Ad ogni modo, la sua prima komodiet si è semplicemente adattata alle sue abitudini.

È stata una dieta normo-calorica, con lo scopo di correggere quelle abitudini sbagliate che stava avendo, senza stravolgere nulla della sua routine.

I mesi passano, i kg si perdono strada facendo e la komodiet cambia di volta in volta in base alla stagione in cui viene seguita e in base ai nuovi turni di lavoro di Maria.

Arriva il momento, infatti, in cui Maria non può più tornare a casa per pranzo perché deve restare a lavoro anche in pausa pranzo.

Non vuole ricorrere alle solite cose arronzate come pizzette o barrette proteiche che saranno pure buone, ma danno un senso di sazietà pari a zero e di certo non sono il massimo in termini di macronutrienti.

Inoltre, Maria non sa (e non le piace) cucinare.

Quindi mi aveva sempre chiesto cose semplici che potesse fare lei quando la mamma non poteva preparargliele.

Ecco che la sua komodiet si è adattata anche in questa circostanza: rimodellandosi sulle nuove esigenze di Maria, le ho proposto 1-2 volte a settimana dei pranzi super veloci con pane di segale o panino integrale con fesa di tacchino o tonno o pollo e insalata alternati a pranzi buoni freddi come una pasta con pesto, pomodorini e feta o una bella insalata di riso che poteva prepararle la madre anche il giorno prima.

Anche in questo caso, Maria non ha deluso le aspettative: il suo peso continuava a scendere.

In 6 mesi aveva perso ben 18 kg!

Fin qui, niente di nuovo rispetto alle vecchie diete.

So cosa stai pensando ora.

18kg persi e nessuno, a parte la sua famiglia, si è reso conto che è dimagrita? Nessuno le ha fatto presente che la vedeva diversa?

In effetti qualche occhio più attento sul luogo di lavoro, aveva provato a chiederle se aveva ripreso la dieta, ma lei aveva sempre negato.

Mettici poi anche il fatto che si vestiva sempre di nero, con maglioni super larghi... Il dubbio di aver preso una svista sarebbe venuto anche a te.

Certamente anche lei si vede diversa, ma è troppo dura con se stessa e preferisce non pensarci troppo, finché non inizia a *barcollare*.

18kg erano davvero un ottimo risultato e a Maria passa per la mente l'idea che forse vorrebbe fermarsi, forse ha perso troppo velocemente peso, forse non riuscirà a mantenerlo, forse...forse...

Maria ora ha bisogno di una scossa che continui a motivarla.

È il momento giusto per fare un mese totalmente diverso rispetto a quelli fatti finora.

Le propongo infatti una chetogenica komoda per fare in modo che lei ritrovi la motivazione e che il suo metabolismo si ricordi sempre di fare il suo lavoro.

È stata la scelta giusta: Maria in quel mese perse altri 5 kg e ora non ha nessuna voglia di mollare, sa che può fare ancora tanto.

In un anno è arrivata a perdere 30kg.

Un risultato che non aveva mai raggiunto prima.

Per me sta già benissimo così, ma lei vorrebbe non vedersi più le cosce *flaccide*.

Infatti, sta facendo acqua gym 2-3 volte a settimana e si sta tonificando sempre di più.

Ora può vestirsi come vuole, ma 30kg sono evidenti.

Tutti la fermano per chiederle spiegazioni, per farle i complimenti, di nuovo.

Ora lei, timidamente, ammette di star seguendo una dieta, ma ha ancora troppa paura di lasciarsi andare.

Ogni volta che viene a un controllo mi dice:

"Mary, io e te ci vediamo...finché morte non ci separi!"

Ma piano piano, senza accorgersene, sta già facendo il famoso mantenimento.

La komodiet è il suo stile di vita e anche quando è stata in vacanza e non ci siamo viste per due/tre mesi, nonostante non avesse rispettato alla lettera le indicazioni alimentari, il suo peso non è mai aumentato.

Il suo corpo ora sa perfettamente come gestire le kilocalorie in eccesso.

Maria, più o meno consapevolmente, sa esattamente come mangiare e come gestire eventuali attacchi di fame.

Deve lavorare ancora sul non dare troppa importanza agli altri perché, se ha raggiunto questi risultati, il merito è solo suo.

Maria, quando leggerai questo capitolo dedicato a te, sono sicura che avrai ancora più consapevolezza di tutto quello che sei stata in grado di fare e di quanto io e la tua famiglia siamo fieri di te.

Vuoi avere un assaggio della vita... komoda?

Ho preparato per te una serie di ricette, gustose e komode, che ti aiuteranno ad affrontare più komodamente la tua vita!

Per scaricare il tuo ricettario, digita questo link nella finestra del tuo browser:

www.komodiet.it/bonuslibro

Ricordati di iscriverti al mio gruppo Facebook privato:

Dimagrire mangiando con komodiet-
Dott.ssa Mary Di Lillo

Al suo interno ci siamo io ed un migliaio di miei pazienti che, prima di te, hanno intrapreso il loro viaggio verso la vita komoda, pronti a condividere con te informazioni, ricette e tantissimi video.

Ti senti già pronto e desideri metterti in contatto con me?

Allora vai sul mio sito, troverai tutte le informazioni per farlo:

www.komodiet.it

CAPITOLO 18

IL FISSATO

Viviamo in un mondo in cui i numeri sono tutto.

Si nascondono dietro ogni piccolo gesto quotidiano della nostra vita.

A che ora arriva l'autobus? In quale coda del supermercato impiegherò meno tempo?

Che taglia porti? Quanto pesi?

Quanto resto devo avere se do al cassiere 50 euro e la spesa che ho fatto è costata 39,93 euro?

Quanti anni hai? Che età avevi quando ti sei laureato?

Quanto tempo impiegherò per arrivare a casa se c'è traffico?

Quanti followers hai sui social? Quanti like ha avuto il tuo post?

Di quante kilocalorie è la tua dieta?

Sì, i numeri sono praticamente la realtà concreta di quello che stiamo vivendo.

Possiamo condividerli con altri, possiamo discuterli, capirne le dinamiche perché rappresentano un dato del tutto oggettivo.

Se parli di numeri, stai parlando di matematica, la scienza esatta per eccellenza.

Non si discute.

Se alcuni calcoli matematici ti hanno portato quei determinati numeri, puoi stare tranquillo.

E potresti pensare che sia così anche quando si parla di diete: se sai che il tuo metabolismo basale è in grado di smaltire quel tot di calorie, sai già quanto la tua dieta debba essere *drastica* per permetterti di dimagrire.

È come se i numeri ci rassicurassero, in un certo senso.

Ci permettono di affrontare gli eventi imprevisti e casuali che possono presentarsi davanti a noi in un giorno qualunque cercando di dar loro una certa logica e soluzione definitiva.

È così. Sono assolutamente d'accordo.

Sono una biologa, la scienza e i numeri sono parte fondamentale anche della mia vita.

Quante volte mi sono rifugiata in loro per dare un senso a quello che mi stava accadendo.

"Peggio di così, non può andare. Il destino non può accanirsi per sempre contro di me, la fortuna gira. La probabilità che mi succeda ancora qualcosa di sgradevole è piuttosto bassa ora".

Era questo che mi ripetevo quando mi succedeva qualcosa di brutto.

E, al contrario, quando mi capitava qualcosa di bello, avevo quasi paura a dirlo ad alta voce perché sapevo che la probabilità che durasse o che mi capitasse ancora fosse pari a zero.

I numeri mi hanno dato spesso conforto. Erano l'unica cosa certa della mia vita, contro una miriade di eventi che mi si presentavano davanti senza che io fossi preparata.

Mi aiutavano a tenere tutto sotto controllo, sono esatti, non si possono sbagliare (almeno loro!).

Ed ecco che anche io, inizialmente, puntavo tutto su dei semplici calcoli numerici per elaborare le diete.

- Se faccio una dieta con quelle calorie di cui, apparentemente, ha bisogno il mio paziente, sicuramente non sbaglio. - Ne ero certa.

Se poi la dieta non dava i risultati sperati, non era colpa mia.

Matematicamente andava tutto alla grande.

Erano i primi mesi che mi occupavo di nutrizione. All'università è questo quello che mi avevano insegnato.

"Gli uomini (persone di sesso maschile) che devono dimagrire, devono avere una dieta di 1600kcal, le donne (persone di sesso femminile) di 1400kcal. Non si discute. Non ti puoi sbagliare."

Ricordo ancora questa frase di uno dei professori con cui ho seguito un corso di formazione.

Mi sembrava tutto facile, tutto perfetto. Utilizzavo dei *semplici* numeri proprio come piaceva a me.

Finché... Non ho conosciuto Paolo.

Sai cosa significa cadere nel vuoto dell'incertezza e scoprire che tutto quello che credevi giusto e lecito in quel momento si dimostra essere una enorme bugia?

18.1 SIAMO LE STESSE PERSONE DI QUANDO AVEVAMO 18 ANNI?

Paolo è un uomo di 45 anni con un fisico invidiabile, proprio di chi ha fatto sempre sport nella sua vita.

Bicipiti ben in vista e super scolpiti, spalle larghe al punto giusto, cosce toniche e definite, quasi come quelle di un calciatore.

D'altronde, sua moglie è una personal trainer e l'attrezzatura, nonché la guida per allenarsi, di certo non gli manca.

Da quando ha conosciuto sua moglie, circa 15 anni fa, la sua vita è cambiata in tutti i sensi.

Prima di conoscerla, badava poco alla corretta alimentazione e l'allenamento non era il suo pane quotidiano (per usare un eufemismo!).

Faceva sporadicamente partite di calcetto con gli amici, provava a iscriversi in palestra per tentare di migliorare il suo fisico, ma la voglia di farlo ed essere costante durava al massimo due mesi.

La costanza nel portare avanti una certa tipologia di allenamento scarseggiava, ma non gliene era mai importato fino ai suoi 30 anni.

Lo so, è brutto sentirselo dire (è dura da accettare anche per me!), ma il nostro corpo cambia continuamente, anche con l'età.

Magari avessimo la stessa costituzione e conformazione fisica di quando avevamo 18 anni!

Ricordo che potevo mangiare anche tutti giorni la pizza e la mia pancia era quasi sempre asciutta!

Poi, però, il nostro corpo si evolve e si adatta di volta in volta al nostro stile di vita con conseguente aumento o abbassamento dell'attività metabolica: a 30 anni, anche per Paolo le cose sono cambiate.

Ora iniziava a notare che la pancia non si sgonfiava più come prima dopo aver bevuto un paio di birre la sera prima e non c'era neanche l'ombra degli addominali che aveva sempre avuto.

Ecco, gli addominali: sono proprio quelli il cruccio degli uomini.

Io, fino ad una certa età, preferisco chiamarli *muscoli della secchezza,* come mi è piaciuto ironizzare anche con Paolo, per riferirmi a quell'accenno di *tartaruga* che mi ha mostrato in una foto di quando aveva 20 anni, durante la sua prima visita.

Lì pesava sì e no 65kg, ben pochi per il suo metro e ottanta di altezza!

Tante grazie che gli addominali fossero ben visibili: non aveva neanche un minimo accenno di grasso o di volume muscolare che potesse testimoniare che derivassero da un allenamento fatto con costanza e dedizione.

Erano solo muscoli visibili e ricoperti da qualche strato di pelle.

Non erano allenati né *voluminosi.*

In quella foto, Paolo era *secco,* NON magro.

La differenza c'è. È sottile, ma c'è. Te l'ho spiegato proprio in uno dei capitoli precedenti.

Ora, però, Paolo non si piace più.

Perché a 30 anni non ha più il fisico dei 20 anni.

Perché a 30 anni, quando si siede, gli amici ironizzano sui rotolini di grasso che si sono triplicati sulla sua pancia.

Perché a 30 anni è molto più *gonfio* e pensa di non poter fare più la sua vita di sempre e deve dare una svolta definitiva.

Neanche il tempo di pensarci su ancora meglio che conosce Sara, una bellissima ragazza dai capelli biondi e gli occhi verdi che diventerà poi la madre due suoi due splendidi figli.

Sara, come ti stavo accennando prima, è una personal trainer e sembrava proprio che il destino li avesse fatti incontrare, visto il momento di crisi che stava attraversando Paolo.

Grazie a Sara, la vita di Paolo viene stravolta in tutti i sensi (positivi): ora non ha più scuse per rimandare la palestra, non ha più scuse per essere pigro e nemmeno per non avere un fisico bello come una volta!

Ha intenzione di metterci tutte le sue forze per *rimediare al danno* fatto negli ultimi anni ed essere il marito della personal trainer che ci si aspetta.

Inizia ad allenarsi nella piccola palestra in cui lavora Sara, lo fa con costanza e soprattutto con voglia e dedizione, visto che lei lo segue passo passo affinché faccia i movimenti giusti durante ogni esercizio.

Prende le redini anche della sua vita alimentare: elimina birre, pizze ed eccessive abbuffate di dolci per dare spazio a un'alimentazione che sembra faccia al caso suo.

Ci metterà qualche annetto, ma finalmente arriva al fisico desiderato: un'ottima massa muscolare e addominali che, stavolta, sono molto più *duri* al tatto.

Finché, non arriva ad un punto di stallo.

Sara è una personal trainer con cui io stessa collaboro, ma adesso è preoccupata: Paolo sta diventando ossessionato dall'alimentazione e dall'allenamento e decide di passargli il mio numero per avere un parere esterno.

Questa *ossessione* di Paolo non gli permetteva di vivere più serenamente.

Ogni sua azione era influenzata, più o meno inconsciamente, dalle kilocalorie che poteva introdurre o poteva bruciare.

"Se mi alleno una mezz'ora in più, brucerò più kilocalorie quindi aumenterò il mio deficit calorico e perderò massa grassa più in fretta".

"Se diminuisco le calorie che ingerisco durante la giornata, forse riesco a concedermi una pizza margherita senza olio per rientrare nel mio fabbisogno calorico quotidiano".

...E se non ci riesce?

Se Paolo non riesce a rientrare nei suoi calcoli calorici, che succede?

Ecco cosa si chiedeva Sara.

Essere così *fissati* con dei semplici numeri, non dovrebbe essere l'unica strada percorribile per raggiungere una determinata composizione corporea o quel peso preciso sulla bilancia.

Essere così fissati porterà, a lungo andare, a basare la propria intera vita solo su dei calcoli che non hanno niente a che fare con il godersi serenamente e komodamente i piccoli piaceri quotidiani, fosse anche un'uscita in più con gli amici o la famiglia.

18.2 LA CALCOLATRICE UMANA

Paolo si presenta nel mio studio con un faldone pieno di fogli e... calcoli.

Si è rivolto a me spinto da sua moglie Sara, perché è da un anno circa che il suo allenamento e la sua alimentazione *"studiata nei minimi dettagli dal sottoscritto"* (cito testualmente le sue parole) non sta avendo più i risultati sperati, anzi.

Si toglie la maglietta e mi fa notare che dietro la sua schiena non sono più visibili i muscoli dorsali ma che c'è uno strato di grasso non indifferente.

Secondo lui, naturalmente.

Secondo me, stava benissimo, un fisico davvero molto bello e definito per un uomo di 45 anni che non fa il body builder di mestiere.

"Eppure, Mary, io mi alleno bene, conosci Sara. La mia alimentazione è super precisa, guarda qui..." - mi dice.

Apre il faldone e tira fuori una ventina di fogli Excel e cerca il suo cellulare nel borsello che aveva con sé.

"Io so esattamente di cosa parlo, per questo mi permetto di farlo. Ora sto seguendo una dieta di 1200 kcal perché non riesco a perdere grasso. La mia app, che ho qui sul cellulare, mi dice che ne brucio 400 solo con l'allenamento, quindi ho pensato fosse il caso di ridurle nei momenti in cui non mi alleno e, secondo questa equazione, se tanto mi dà tanto, ora sono qui. Ho tutti i calcoli con me. Sto facendo tutto nel modo giusto.

Sto mangiando pochissimo, ma perché il mio fisico non risponde?".

Credimi. O meglio, non so se ci crederai.

Nei fogli c'erano tutti i dati memorizzati di tutte le diete fai da te che aveva fatto nel corso degli anni, suddivisi in mesi e in calorie.

Non mancavano le oscillazioni di peso che aveva fatto negli anni.

Segnava persino quanti grammi di zucchero metteva nei suoi tre caffè quotidiani perché doveva rientrare in quel calcolo preciso di calorie.

C'erano anche dei numeri sottolineati in rosso: rappresentavano l'eccesso di kilocalorie che aveva ingerito in quella precisa giornata perché era stato a cena fuori e non sapeva effettivamente quanti grammi di sale aveva la sua fetta di carne.

Non sapevo cosa dire.

Era precisissimo, una fissazione quasi. Tutto basato con dei numeri. Forse proprio come facevo io nell'elaborare le diete fino a quel momento.

Quindi, lì per lì deviai il discorso e gli dissi che prima di tutto avremmo dovuto fare un'analisi bioimpendenziometrica per capire la sua reale percentuale di massa grassa e massa magra.

Non ci fu errore più grande.

Tornassi indietro, mi sarei tappata la bocca e gli avrei subito detto quello che poi gli ho detto dopo...

Dalla BIA, secondo i parametri matematici di riferimento che tengono conto del sesso maschile o femminile della persona in esame e della sua età, Paolo avrebbe dovuto avere tra il 18 e il 20% di massa grassa e lui ne aveva il... 22%.

Apriti cielo.

Fu quasi una tragedia (mi permetto di dirlo perché ora ci scherziamo ancora su quanto sia cambiato dalla prima visita ad oggi!).

"Non esiste! Io devo assolutamente arrivare sotto il 18% di massa grassa! Sto mangiando troppo, lo sapevo! Mary, sono disposto anche a fare il digiuno, ma, per favore, fammi perdere quest'enorme quantità di grasso che ho! Mi allenerò tutti i giorni alle 5 del mattino, te lo posso giurare anche ora" - disse quasi piangendo.

Ed ecco che anche io lì cambiai il mio modo di vedere le cose (e la dieta).

Spiegai a Paolo che la BIA dà, appunto, dei parametri standard di riferimento: non tutti siamo uguali e non tutti possiamo avere quella determinata conformazione dell'uomo o della donna ideale.

So bene che lui poteva fare di più, che era abituato a vedersi con un fisico diverso, ma stava (anzi, stavamo) sbagliando tutto.

Non si può puntare tutto su un semplice calcolo di calorie che un'app ci dice che fanno per noi.

Non si sta dando importanza ai macronutrienti (come ti ho già spiegato nel capitolo precedente): sono loro a fare la differenza nell'esecuzione della dieta, non i numeri.

Se Paolo avesse abbassato ancora di più le kilocalorie ingerite, non sarebbe stato in grado di portare a termine un allenamento con pesi elevati così come stava facendo.

La soluzione non era mangiare di meno, ma esattamente l'opposto.

Il suo corpo stava chiedendo aiuto.

Si era messo in uno stato di difesa. Da un lato doveva garantirgli la forza per affrontare l'allenamento, dall'altro non sapeva da dove prendere questa carica di cui aveva bisogno se non c'erano substrati energetici sufficienti per permetterglielo.

Quando dissi a Paolo che doveva mangiare di più, sbarrò gli occhi.

Avrebbe volute dirmene di tutti i colori, lo so bene, ma io gli dissi di fidarsi di me.

Gli spiegai che i numeri non sono tutto, ma che avrebbe dovuto vedere l'alimentazione in maniera molto più ampia.

Lo spinsi davanti a me a cancellare quell'app dal cellulare, di cui non poteva più fare a meno, e di provare, per una volta, ad affidarsi a qualcuno (non a qualcosa).

Ci sono andata con i piedi di piombo, naturalmente.

Paolo aveva bisogno di capire come le cose potevano evolversi mangiando in maniera differente, lasciando da parte i calcoli matematici e focalizzandosi solo sull'allenamento e sulla mia komodiet.

All'inizio, gli alzai le kilocalorie solo nei giorni di allenamento per evitare che lui e il suo corpo subissero uno *shock* per un eccessivo surplus calorico.

Poi, il secondo mese, cominciai a modificare la sua komodiet anche nei giorni *off*.

Dopo due mesi, il fisico di Paolo era completamente cambiato. Non che prima fosse da buttare, anzi.

Ma ora anche io avevo capito quanto poteva migliorare.

Ripetemmo la BIA perché lui aveva (e ha!) ancora bisogno di una certezza oggettiva data dai numeri, ma mi va benissimo così.

Ebbene, dopo soli due mesi, la percentuale di massa grassa era scesa al 17%!

Mangiando di più.

Abbandonando i calcoli matematici di cui mi sono occupata io in parte.

Continuando ad allenarsi come più gli piaceva.

Paolo ora è in mantenimento, non fa altro che ringraziarmi per averlo liberato dalla trappola matematica che si era creato.

La verità è che anche lui ha salvato me dai numeri.

Una komodiet, perché possa essere il tuo stile di vita per sempre, non può essere *oggettiva* o calcolata solo con dei semplici calcoli.

Al contrario, deve essere il più *soggettiva* possibile, adattabile sempre anche alle tue emozioni o stati d'animo del momento. È per questo che funziona su ogni mio paziente al 100%.

Vuoi avere un assaggio della vita... komoda?

Ho preparato per te una serie di ricette, gustose e komode, che ti aiuteranno ad affrontare più komodamente la tua vita!

Per scaricare il tuo ricettario, digita questo link nella finestra del tuo browser:

www.komodiet.it/bonuslibro

Ricordati di iscriverti al mio gruppo Facebook privato:

Dimagrire mangiando con komodiet- Dott.ssa Mary Di Lillo

Al suo interno ci siamo io ed un migliaio di miei pazienti che, prima di te, hanno intrapreso il loro viaggio verso la vita komoda, pronti a condividere con te informazioni, ricette e tantissimi video.

Ti senti già pronto e desideri metterti in contatto con me?

Allora vai sul mio sito, troverai tutte le informazioni per farlo:

www.komodiet.it

CAPITOLO 19

LA RASSEGNATA

"Ciao nonna, come stai? Domani torno dalle vacanze e passo a salutarti!"

"Ah, torni, ma... Hai mangiato? Sicuramente sarai sciupata, vieni a pranzo da me domani che ti faccio riprendere un po'!"

Quante volte mi sono sentita ripetere questa frase dalla mia nonna paterna.

Non importa se mi fossi divertita in vacanza, se ero stata male, se ero felice o scontenta per qualcosa...

Per lei la cosa di primaria importanza era sapere se avessi mangiato.

Se mi avesse vista leggermente dimagrita, sarebbe corsa subito ai ripari.

"Vieni a nonna, ti ho cucinato la pasta al forno come piace a te, te ne metto poca (poca per lei erano almeno 120g), basta che mangi!

Che fai, non fai la scarpetta con il pane?

Ci sono anche le polpettine, te ne do una sola (era grande quanto una bomba a mano), basta che mangi!"

Lo so, lei lo faceva in buona fede. Era vissuta ai tempi della Seconda guerra mondiale, dove il cibo era un lusso.

Mi raccontava sempre di quando era ancora una bambina e si nascondeva sotto il tavolo della cucina quando sentiva degli spari.

Mi diceva che non sapeva se suo padre sarebbe tornato a casa e avrebbe avuto il tempo di racimolare qualcosa da mangiare per lei, la sua mamma e i suoi fratelli.

Lo capisco, o meglio, posso solo immaginare attraverso i suoi racconti, quello che ha passato e quanta sofferenza abbia patito.

Quello che so per certo è che per lei il cibo era segno di abbondanza, di salute, di felicità.

Se lasciavi qualche *maccherone* perché eri davvero sazia, lei quasi si offendeva.

È proprio questo il motivo per cui mi spingeva a mangiare sempre di più, più di quanto ne avessi realmente bisogno o di quanto fosse necessario.

Il problema è che io già non ero proprio una buona forchetta così come ti ho raccontato in uno dei primi capitoli, ma mi capitava di avere anche una vera e propria repulsione nei confronti del cibo, al punto che mangiavo davvero pochissimi alimenti.

La costrizione, anche se fatta con le migliori intenzioni del mondo, su di me aveva sortito questo effetto.

Mangiavo poche cose, in piccole quantità e quando mi andava.

Su altre persone, invece, avrebbe potuto avere un effetto totalmente opposto: il fatto che la nonna metta a tavola, nel tuo piatto, quelle porzioni che per lei sono piccole, porta, a lungo andare, a non ascoltare più il senso di sazietà; non esiste più il segnale di stop che il nostro corpo ci invia in automatico per dirci che ha captato tutti i nutrienti di cui ha bisogno.

Quello che voglio dirti è che tutti abbiamo avuto dei nonni, dei familiari che ci hanno *imposto* la loro *cultura alimentare*.

È proprio così: la famiglia di origine ci dà il via a quelle che saranno le nostre abitudini alimentari, le quali poi sicuramente verranno condizionate da altre situazioni che si vengono a creare nel corso degli anni. Ma sin da piccoli siamo condizionati dall'ambiente in cui viviamo e ci adattiamo a esso.

Ti faccio qualche esempio.

Da piccolo ti hanno sempre detto di non masticare con la bocca aperta e tu, ora, inconsciamente non lo fai.

I tuoi genitori ti hanno sempre fatto mangiare il primo piatto a pranzo e il secondo piatto a cena e hai sempre pensato che fosse questa la giusta regola alimentare.

Purtroppo, però, queste influenze, in alcuni casi, non portano a nulla di buono e fanno sviluppare un cattivo rapporto con il cibo.

Anche se sono state indotte inconsciamente o con le migliori intenzioni al mondo.

Io non mangiavo nulla e quasi mi venivano i conati di vomito quando mangiavo di più del dovuto.

Arianna, invece, una mia paziente, non riusciva più a controllarsi ed era arrivata a soli 17 anni a pesare 85kg.

19.1 MAI STATA MAGRA

"Da che ho memoria, non sono mai stata magra.

"Vedi, dottoressa" – dice indicando le mie braccia – *"Io non sono mai stata esile così come lo sei tu. Sono così, da sempre. Da quando sono nata la situazione non è mai cambiata, anzi, è solo peggiorata con gli anni.*

Sono rassegnata, non mi aspetto nulla. Non mi aspetto di migliorare perdendo almeno 60kg come dovrei. Sono qui solo per salute. Non ho il ciclo da anni e il ginecologo mi ha detto che è dovuto al mio peso eccessivo. Vorrei stare bene da questo punto di vista e prevenire altri problemi di salute futuri. Tutto qui."

Questo fu il lungo preambolo che mi fece Arianna durante la nostra prima visita.

Ha appena 23 anni e parte già sconfitta, prima ancora di iniziare il suo percorso.

Mi racconta che la sua, è sempre stata una vita piatta. Non è mai accaduto niente di speciale.

La sua obesità è un'eredità che le ha lasciato la sua bisnonna.

"Geneticamente è così. In famiglia siamo tutti così. Non posso andare contro la mia natura." - mi dice con tono rassegnato.

Arianna mi racconta che sin da bambina era paffutella, ma, all'epoca, non ci dava troppo peso.

Le piaceva mangiare e questo la rendeva la bambina migliore del mondo agli occhi dei nonni, che le cucinavano di tutto e di più pur di vederla felice, e agli occhi dei suoi genitori, che potevano vantarsi di avere una figlia che non avesse vizi riguardo al cibo: già da quando aveva cinque anni mangiava tutte le verdure, la frutta, salumi e formaggi!

Ogni giorno, dopo scuola, andava a pranzo a casa della nonna che le faceva trovare un primo piatto abbondante (altrimenti non si sarebbe saziata), un secondo piatto, solitamente rappresentato da una cotoletta con delle patatine fritte o da una fetta di carne alla pizzaiola con le melanzane a funghetto e un contorno di verdure per concludere in bellezza.

Rimaneva a fare i compiti dalla nonna finché la mamma o il papà non passavano a riprenderla dopo il lavoro e, naturalmente, durante il pomeriggio le veniva un certo languorino che sarebbe stato subito accontentato dalla dispensa sempre fornita di sua nonna: una (o anche due) merendine per rifornirsi dell'energia di cui aveva bisogno per continuare a fare i compiti.

E poi dritta a casa per la cena che, a volte, faceva solo con una tazza di latte e una decina di biscotti con le gocce di cioccolato perché era un po' troppo sazia dalla giornata appena passata.

La sua, era un'alimentazione *eccessiva* per la sua età.

Non mi riferisco solo alla grande quantità di zuccheri presenti durante la sua giornata, ma anche alla quantità e la qualità dei pasti.

Anche un eccessivo utilizzo delle proteine, che tutti pensano siano *dimagranti*, non è l'ideale per una bambina.

Il corpo cambia crescendo e anche i fabbisogni energetici di un bambino sono nettamente diversi rispetto a quelli un adulto.

Questo i nonni non lo possono sapere, me ne rendo conto.

Ma proprio questo aveva portato Arianna ad avere una scarsissima autostima e una bassissima considerazione di sé.

Durante la fase adolescenziale, infatti, il suo atteggiamento nei confronti del cibo cambiò, ma non per sua volontà.

19.2 NON NASCIAMO GRASSI

Secondo me, l'adolescenza è la fase più critica nel percorso di crescita che tutti affrontiamo.

Credo che sia proprio qui che formiamo e plasmiamo il nostro carattere, il nostro atteggiamento nei confronti della vita, la nostra stessa persona.

È la fase della vita in cui è presente l'amore in tutte le sue forme: le amicizie che nascono potrebbero essere quelle che durano tutta la vita, per non parlare delle prime infatuazioni, i primi baci, i sogni e le speranze di un futuro che non vediamo più così lontano.

Ci sentiamo già grandi, quasi invincibili, come se il mondo e il destino fossero nelle nostre mani.

Finché non arriva chi (o cosa) interrompe bruscamente il nostro sognare ad occhi aperti.

Arianna, a 17 anni, pesava 85kg ed era alta 1 metro e 58 centimetri. Quel numero sulla bilancia era veramente troppo ai suoi occhi.

Le sue amiche potevano indossare minigonne e abitini meravigliosi. Potevano andare in discoteca sicure che se qualcuno si girava a guardarle era per il loro fisico mozzafiato e non per quel grasso che strabordava anche da un vestito nero e largo.

La realtà era troppo crudele ai suoi occhi.

La goccia che fece traboccare il vaso fu Gianpaolo, un ragazzino della sua classe di cui lei era perdutamente innamorata ma che lui non faceva altro che ignorarla e Arianna sapeva benissimo il perché.

I commenti che facevano Gianpaolo e i suoi amici *se li meritavano* solo le sue compagne di classe magrissime, con il piercing all'ombelico e che avevano già avuto 3-4 fidanzati.

Come poteva lei, con 85kg addosso, piacere a qualcuno?

La colpa era solo sua e di tutto quello che aveva mangiato in 17 anni della sua esistenza.

Nessuna delle sue compagne era come lei, dunque il problema doveva essere lei, non c'era altra spiegazione.

Si autopuniva sempre così, ripetendosi questi discorsi nella sua mente.

Ed ecco che l'atteggiamento nei confronti del cibo diventò problematico per Arianna a soli 17 anni.

Inizialmente tentò di eliminare tutto ciò che *sapeva* essere poco salutare: via alla pasta, al pane, ai dolci, alle merendine, ai biscotti.

In pratica, da sola, aveva radicalmente eliminato, da un giorno all'altro, tutto quello che era solita mangiare tutti i giorni.

Naturalmente dimagrì, eccome se dimagrì!

In un mese perse 10 kg.

Non aveva fatto i conti, però, con il suo corpo che non era assolutamente preparato a un cambio del genere.

Mi spiego meglio.

C'erano dei giorni in cui riusciva anche a digiunare l'intera giornata e altri giorni in cui mangiava tutto quello che aveva davanti, dal cibo spazzatura alle bibite gassate fino a che non si sentiva stra-piena.

Non riusciva più a gestire i suoi *momenti sì* e i suoi *momenti no.*

Arrivando al punto di rassegnarsi.

È così e deve accettarlo, secondo lei. Non c'è altra soluzione.

Arianna arriva da me, a 23 anni con un peso di 114 kg.

Sta frequentando l'università. È la prima ad arrivare in aula e l'ultima ad andarsene.

Il motivo?

Una volta seduta, non ci pensa proprio ad alzarsi per andare in bagno e avere tutti gli occhi puntati su di lei, visto che a stento riesce a passare tra i banchi strettissimi.

E se le scappa la pipì?

La trattiene. È arrivata al punto che non beve acqua durante i corsi proprio per non incappare nello stimolo di andare in bagno.

Ora, con il Covid, ha risolto tutto con la didattica a distanza: all'università ci va solo per dare gli esami.

Arianna è consapevole e rassegnata, te l'ho detto.

Ma adesso è la mia missione, così come diventano la mia missione tutti i pazienti che arrivano nel mio studio con l'intenzione di migliorare la propria vita.

Il percorso di Arianna è stato lungo ed è ancora in corso.

È un percorso che parte da alcune prese di coscienza, prima che da una komodiet vera e propria.

La prima cosa che abbiamo affrontato insieme è stato il suo *senso di colpa inconscio*.

Non è colpa sua se è arrivata a questo peso.

Non è colpa della genetica, non è vero che nasciamo grassi.

Certo, ci può essere una predisposizione ad accumulare grasso in alcuni punti del corpo rispetto ad altri, ma siamo noi a *scegliere* di mettere grasso.

Come?

Attraverso un'alimentazione sbagliata dettata dalla nostra famiglia (seppur inconsapevolmente), uno stile di vita errato, un allenamento non consono o inesistente.

In pratica, quello che cercavo di spiegare ad Arianna è che sono una serie di cose, di abitudini, che l'hanno portata al punto di rassegnazione in cui si trova ora.

La cosa positiva, però, è che così come *scegliamo* di mettere grasso, così possiamo scegliere di NON metterlo.

Arianna ha detto di voler perdere peso solo per salute e non per un fattore estetico.

Mascherava alla grande la sua voglia di rinascere e di sentirsi bene proprio perché sapeva che non ci sarebbe mai riuscita.

Io sapevo, invece, che, sotto quella corazza di quasi *menefreghismo* che si era creata per proteggersi da eventuali giudizi altrui, c'era la voglia di riscattarsi.

Ma questo non gliel'ho detto subito.

Abbiamo iniziato il percorso *komodamente,* con il solo obiettivo di farle ritornare il ciclo mestruale, proprio come mi aveva detto lei in prima visita.

Non le ho stravolto le abitudini alimentari, ma ho semplicemente corretto alcuni punti della sua giornata tipo che non erano adatti al suo obiettivo, come ad esempio: sostituire le due merendine che mangiava nel pomeriggio con due barrette komode o la nutella che spalmava sulle sue fette biscottate la mattina con la *komodella...*

Insomma, piccole cose.

Mangiava come sempre, ma in modo migliore.

Al primo controllo, Arianna arriva con 5 kg in meno. Un ottimo traguardo, considerando che non stava facendo attività fisica e che dalla BIA emerse che li aveva persi praticamente tutti di massa grassa.

Perciò, continuammo, anche perché il ciclo non era ancora tornato e potevamo spingere un po' di più con qualche piccola modifica alla sua komodiet.

Per fartela breve, dopo 6 mesi e 18kg in meno, il ciclo finalmente è tornato!

A questo punto chiedo ad Arianna se le va di continuare ancora il percorso visto che stava raggiungendo dei bellissimi e inaspettati (solo per lei, io ne ero sicura già dall'inizio) risultati.

Lei mi disse che effettivamente non le stava pesando fare la komodiet: è quello che aveva sempre fatto, perciò continuarla non sarebbe stato affatto un peso.

E poi, timidamente, mi confessa una cosa che non mi sarei mai aspettata: si è iscritta in palestra e, nonostante si veda ancora troppo grossa e abbia paura che tutti la guardino mentre si allena, è un'attività che la fa stare bene e che la aiuta meglio a controllare quegli attacchi di fame che aveva, di tanto in tanto, prima di iniziare la sua komodiet.

Con Arianna il percorso non è ancora finito, ma credimi se ti dico che è una delle persone che ho visto maggiormente cambiate tra tutti i miei pazienti.

Non ti parlo solo dei 36 kg persi in 1 anno e mezzo, ma della sua persona.

Ora ha una luce diversa negli occhi.

Non ha riacquistato ancora tutta l'autostima che dovrebbe avere, ma so che ci sta lavorando e so, che sotto sotto, anche lei è fiera di se stessa!

Vuoi avere un assaggio della vita... komoda?

Ho preparato per te una serie di ricette, gustose e komode, che ti aiuteranno ad affrontare più komodamente la tua vita!

Per scaricare il tuo ricettario, digita questo link nella finestra del tuo browser:

www.komodiet.it/bonuslibro

Ricordati di iscriverti al mio gruppo Facebook privato:

Dimagrire mangiando con komodiet-Dott.ssa Mary Di Lillo

Al suo interno ci siamo io ed un migliaio di miei pazienti che, prima di te, hanno intrapreso il loro viaggio verso la vita komoda, pronti a condividere con te informazioni, ricette e tantissimi video.

Ti senti già pronto e desideri metterti in contatto con me?

Allora vai sul mio sito, troverai tutte le informazioni per farlo:

www.komodiet.it

CAPITOLO 20

IL CASO IMPOSSIBILE

Ti racconto questo aneddoto che mi è capitato qualche anno fa e che se ci penso ancora, da un lato mi fa morire dal ridere, dall'altro, invece, mi fa riflettere ancora molto.

Ero in attesa dal mio medico di base per una brutta sinusite, sperando mi potesse prescrivere dei farmaci che mi aiutassero quanto meno a respirare di notte.

La fila di persone presenti in sala d'attesa era davvero lunga: ben 12 persone prima di me, tra cui molti vecchietti che parlavano del più e del meno ad alta voce.

Pur volendo, non potevo fare a meno di ascoltare i loro discorsi e le loro lamentele circa l'attesa presso un medico per svolgere una visita ipoteticamente di cinque minuti.

Parlavano anche dei prezzi ai supermercati, di quanto adoravano i propri nipotini ma anche di quanto si sentivano stanchi di accudirli tutto il giorno quando i figli non potevano occuparsene.

"*Sono egoisti quando fanno così*" –sosteneva un nonno con tono affranto – "*Mia figlia non capisce che mia moglie ormai è anziana e non può far finta di niente e andare a cena con il marito tutti i weekend lasciandoci i due bambini che noi amiamo con tutti noi stessi, ma che hanno uno sei e l'altra tre anni e non ne vogliono sapere di andare a dormire prima di mezzanotte...*"

Il suo discorso trovò il consenso di molti suoi coetanei lì presenti e la discussione si stava animando, quando entra dalla porta d'ingresso, passando per la sala d'attesa, una dottoressa.

Con il suo camice bianco, diede il suo *buongiorno a tutti!* e scappò in un'altra stanza, chiudendo la porta dietro di sé.

Dalle facce delle persone lì presenti, nessuno (o quasi) sapeva chi fosse.

Ad un certo punto, una signora disse timidamente: "*Chi è quella dottoressa? Se è un'assistente del nostro medico, dal momento che non ha nessuno in stanza con lei, magari possiamo provare a chiederci se può visitarci, così ci sbrighiamo prima e...*"

"*Sarebbe inutile*" – la interrompe un signore lì presente – "*Non è un medico, è una nutrizionista e ha già tutta la mattinata piena di appuntamenti. Lo so perché mi feci la stessa domanda lunedì scorso*".

Ci fu un silenzio generale, finché un signore, seduto in un angolino che fino a quel momento non aveva detto una parola, esclama in dialetto napoletano: "*Bah! A' gent pav p 'nu magnà!*", tradotto: "Non capisco come la gente possa pagare per NON mangiare".

Ci fu una risata generale, anche io lì per lì scoppiai a ridere, ma allo stesso tempo, sarei voluta sprofondare.

Menomale che non mi avevano chiesto che lavoro facessi!

Mi sarei inventata qualcosa, ma non avrei mai detto di essere anche io una nutrizionista!

Era il primo anno che svolgevo questo lavoro e ancora molte cose non mi erano chiare.

Quel signore, però, mi fece tornare a casa con quella frase che rimbombava ancora nella mia mente.

Perché era vero.

Perché le persone dovrebbero pagare un servizio che porta loro costrizioni, sofferenze, privazioni?

Ci pensai tantissimo, per molti giorni consecutivi.

Anche un po' da questa esperienza è nato il mio metodo komodiet.

Ora chiedo di riflettere anche a te.

Ti sei mai chiesto perché una persona prende la decisione di mettersi a dieta?

Perché scatta quella cosa che la spinge a pensare *"da oggi basta, non mangio più! Ho bisogno di perdere peso!"*, quando mangiare è uno dei piaceri più belli del mondo?

Ognuno di noi è diverso. Ha una sua storia, un suo percorso di vita più o meno portato a termine e una motivazione per intraprendere nuovi percorsi e obiettivi.

Tale motivazione può palesarsi, ad esempio, per una *presa di coscienza oggettiva:* il vestitino strettissimo che avevi comprato l'anno scorso per festeggiare il Capodanno, quest'anno non ti entra neanche per metà: si blocca sui glutei e non riesci a tirarlo su.

Allora, cerchi di infilartelo dalla testa, ma nulla: si blocca sulla pancia e non scende giù.

O si è ristretto il vestito o hai messo tu qualche kg e da qui... scattano le *auto-punizioni*.

Oppure, questa scintilla può fartela scattare un commento di cattivo gusto fatto da parenti o amici che non ti vedevano da qualche mese: *"Tesoro, tutto bene? Hai messo su qualche chiletto, vero? Si vede! Ma stai bene anche così!"*

"Stai bene anche così..." Ma che frase di consolazione è?

Magari lì per lì tenti di fregartene, ma poi ti senti morire dentro.

"Per avermelo detto, allora è peggio di quello che pensavo" - pensi tra te e te.

Vorresti scomparire, ti senti in colpa, vorresti piangere e urlare tutto quello che hai dentro, ma non lo fai perché ci sono tante persone in quella stanza.

Poi torni a casa e fai i conti con te stessa.

Cerchi di trovare la soluzione più facile e veloce perché sì, vuoi subito rimediare al tuo *errore* di essere ingrassata.

Cosa ti serve?

Una dieta.

ORA.

Non puoi aspettare che il primo nutrizionista che ti trovi davanti ti dia un appuntamento e decidi di navigare su internet per capire come poter gestire immediatamente questa situazione.

Scrivi: *DIETA PER PERDERE SUBITO PESO* sul motore di ricerca e...Zac!

In due secondi trovi quello che fa per te:

"Ecco la dieta che ti fa perdere 8 kg in 10 giorni! Anche Tizia e Caia, famosissime attrici, l'hanno provata, guarda ora come sono!"

Ed ecco che ti trovi davanti la dieta miracolosa scritta per filo e per segno, gratis, tutta per te!

È una dieta super drastica, con zero carboidrati ed estratti di verdure, ma che importa!

Tanto è solo per 10 giorni e, magari, se riesci, la fai per altri 10 giorni così sono 14 i kg persi!

Sembra tutto perfetto, hai il tuo destino nelle mani, finché non ti rendi conto che... stai facendo solo del male al tuo corpo, com'è successo a Sabrina, una mia paziente.

20.1 LA DIETA MIRACOLOSA

Sabrina è una donna che è a dieta dall'età di 22 anni, ovvero l'età in cui tutti le hanno fatto notare che era ingrassata da quando aveva terminato il liceo e aveva iniziato l'università.

"Si vede che è cambiato il tuo stile di vita, eh!"
"Dai, tranquilla! Noi donne quando cresciamo, abbiamo un rallentamento fisiologico del metabolismo, succede a tutte!"

"Ma per caso sei incinta?"

Tutti commenti inutili che sembrano succedersi uno dopo l'altro, pronunciati da chiunque incontrasse per strada o in biblioteca.

Secondo lei, non aveva messo su tanti chili, ma se la gente lo notava continuamente e ci teneva tanto a ribadirlo, allora qualcosa non stava andando nel verso giusto.

Anche perché, le persone la stavano condizionando veramente tanto.

Anche lei, ora, allo specchio, scorgeva quei punti del suo corpo (persino la schiena!) che erano completamente cambiati rispetto a qualche anno fa.

Il suo fidanzato dell'epoca (ora suo marito) le diceva che era perfetta, che non doveva assolutamente farsi problemi, ma lui era di parte, si sa. E poi non voleva offenderla, secondo lei.

Arrivò al punto di indossare solo abiti larghi in modo da non sentire più i commenti della gente.

Ma non era tutto.

Cominciò a vedersi talmente *grassa e goffa* che non riusciva neanche più a godersi i momenti di intimità con il suo fidanzato.

Le luci spente erano diventate un obbligo, la canottiera nera era sempre presente per evitare che lui si potesse accorgere del grasso che si formava dietro la schiena alla chiusura del reggiseno.

Se per caso, per sbaglio, si guardava allo specchio, si irrigidiva mentre faceva l'amore con l'uomo della sua vita.

I momenti più belli se li *rovinava* per colpa del suo corpo. E della stupida opinione della gente.

Così, proprio lei che aveva sempre snobbato le diete in quanto non ne aveva mai avuto bisogno, si ritrova a dover pensare a un modo per perdere peso e per... far zittire la gente.

Nel più breve tempo possibile.

Inizia con una dieta molto in voga all'epoca, presa da internet, quella sorta di chetogenica che ti proponeva gli hamburger a colazione e che non ti faceva toccare né carboidrati né dolci per un mese intero.

Effettivamente le fa perdere circa 10kg in un mesetto.

Era felicissima. Di se stessa, della sua costanza, di poter rivivere i momenti migliori con il suo ragazzo e di notare quanto la gente ora non facesse più alcun tipo di commento inopportuno nei suoi confronti.

Finita la dieta, riprende a mangiare normalmente, senza esagerare naturalmente.

Purtroppo, però, nell'arco di 7 mesi riprende ben 12kg, due chili in più di quelli che aveva perso.

Non era possibile, avrebbe dovuto ricominciare daccapo, rifacendo quella dieta che al solo pensiero le faceva venire i conati di vomito.

Ma proprio nel momento in cui stava per riprenderla, una sua amica le parla di una tipologia di alimentazione per perdere peso molto più *fattibile* di quella sorta di chetogenica che aveva fatto qualche mese fa.

Si tratta di una dieta a base sostituti dei pasti liquidi (ma buonissimi, eh!) e polverine/compressine miracolose, drenanti e dimagranti!

E poi, tranquilla, che sono assolutamente naturali, composti esclusivamente da erbe!

Peccato che non sia così. Non è vero che i prodotti naturali facciano bene o non facciano male alla salute.

E, soprattutto, non hanno lo stesso beneficio su chiunque, anzi, possono causare dei seri danni allo stomaco o al fegato o dare problemi notevoli alla funzionalità intestinale.

Usare questi prodotti *magici* per dimagrire non è assolutamente una cosa naturale.

Non esiste un prodotto che faccia dimagrire.

Non esiste il dimagrimento miracoloso con prodotti liquidi.

Ma poi, seriamente: come puoi pensare di nutrirti per sempre ed esclusivamente di bevande liquidi o di barrette proteiche?

Sabrina se ne rese conto sulla sua pelle.

Questa azienda miracolosa che le portava fino a casa i prodotti (tra l'altro costosissimi) per affrontare i vari mesi di dieta, le aveva *rovinato tutto*.

Seguì questa alimentazione per circa tre anni, alternando naturalmente anche dei piccoli momenti di pausa, ma non abbandonando mai i suoi sostituti dei pasti almeno a colazione.

Perse ben 20 kg. Un sogno.

Così, quando si rende conto che, forse, potrebbe lasciar perdere e continuare senza *aiutini miracolosi*, ricomincia il suo incubo.

20.2 I DANNI DELLA "NON" DIETA

Sabrina, con 20kg in meno, si sente molto più sicura di sé, al punto che decide di interrompere la *dieta* fatta con quei prodotti *naturali* e di continuare da sé, riprendendo a mangiare normalmente.

All'inizio (nelle prime due settimane) sembrava tutto procedere per il meglio: si pesava tutti i giorni sulla bilancia e non metteva peso, come se stesse in una sorta di mantenimento.

Quando va a farsi della analisi del sangue di routine, però, scopre di avere il *fegato grasso.*

Ma come era possibile? Proprio lei che era super attenta all'alimentazione e aveva seguito per tanto tempo una dieta in cui praticamente non si mangiava?

Ebbene, i suoi valori delle transaminasi erano alle stelle e il suo medico di base, preoccupatissimo, le disse di seguire una dieta *normale* volta a detossificare ed alleggerire il lavoro del fegato.

Purtroppo, però, riprendendo a mangiare *normalmente* e continuando a pesarsi tutti i giorni sulla bilancia, nota che il suo peso aumenta sempre di più.

Sabrina arriva da me, dopo qualche annetto, con circa 30kg in più dall'ultima (non) dieta fatta.

È disperata, mi dice che ormai è un caso impossibile da risolvere.

Per dimagrire dovrebbe solo riprendere quella famosa (non) dieta, ma non può perché il suo medico di base glielo ha espressamente vietato.

Non si piace, vorrebbe coprire tutti gli specchi che ha in casa e non riesce a fare a meno di pesarsi sulla bilancia e di stare ancora peggio nel vedere quel numero indicato.

Mi si spezzò il cuore nel vedere una donna di 40 anni in lacrime nel mio studio, durante una visita.

Le dissi di non scoraggiarsi e che avremmo trovato il modo giusto per farla ritornare in forma.

Dovevamo solo capire il motivo per cui non riusciva più a perdere peso, nonostante fosse molto attenta alla sua alimentazione.

In realtà *dovevo farlo capire solo a lei.* Io lo sapevo già. Ma, in questi casi, avere dei dati oggettivi alla mano è il modo migliore per prendere consapevolezza di quello che sta capitando al corpo.

Con l'analisi bioimpendenziometrica ebbi la conferma di quello che sospettavo e lo feci vedere anche a Sabrina.

Il suo metabolismo basale era bassissimo: praticamente a riposo smaltiva circa 1000kcal.

Non sono niente, per una donna che aveva messo su peso in relativamente poco tempo e che aveva iniziato anche un corso di nuoto.

La sua massa magra era ancora più bassa: circa il 60% del suo peso corporeo contro il 77% almeno di quello che avrebbe dovuto essere, se fosse stata in un buono stato di salute.

Era palese davanti ai nostri occhi quello che era successo.

Le sue diete fai da te e le (non) diete fatte con le polverine magiche le avevano sicuramente fatto perdere peso (anche questo è palese!), ma non nella maniera giusta.

Non aveva bruciato massa grassa, ma aveva sacrificato quasi esclusivamente il suo muscolo.

Tutto ciò aveva portato, inevitabilmente, a un rallentamento del suo metabolismo che, vedendo così poco cibo da smaltire per così tanto tempo, si era messo tranquillamente a riposare e non aveva intenzione di riattivarsi.

Sabrina aveva bisogno di una scossa: da un lato dovevo garantirle risultati più o meno immediati per non farle perdere la motivazione, dall'altro dovevo consentirle di...*dimagrire mangiando.*

Iniziò così con le due settimane di *komoreset* sia per tentare di sbloccare il suo metabolismo sia per detossificare il fegato.

Dopodiché, le proposi una dieta *komoda* leggermente ipocalorica per garantirle il deficit calorico di cui aveva bisogno per permetterle di perdere peso.

Il primo mese Sabrina perse 3,5kg.

Potrebbero sembrarti pochi, ma ti assicuro che per Sabrina che aveva visto solo aumentare il peso negli ultimi anni, erano tantissimi.

Non doveva mollare. Il suo metabolismo stava reagendo.

Continuammo con una dieta ipocalorica con piccole variazioni per non farla annoiare mai per altri due mesi, arrivando a perdere 8 kg in totale in tre mesi.

Ci fu poi, bisogno, di fare una *keto-komoda* in due mesi NON consecutivi e nel corso di due anni siamo riuscite a perdere ben 20kg!

È questo il peso giusto per Sabrina, ora.

Così conserva tutte le sue forme e le ama sempre di più, perché nel frattempo ha messo anche 7 kg di massa magra!

Ma la cosa di cui vado più fiera è che Sabrina ha finalmente capito di non dover più dare peso esclusivamente alla bilancia: anche se le sono rimasti 10kg in più dalla sua (non) dieta, ora sono molto ben distribuiti e lei è molto (ma molto!) più tonica.

Vuoi avere un assaggio della vita... komoda?

Ho preparato per te una serie di ricette, gustose e komode, che ti aiuteranno ad affrontare più komodamente la tua vita!

Per scaricare il tuo ricettario, digita questo link nella finestra del tuo browser:

www.komodiet.it/bonuslibro

Ricordati di iscriverti al mio gruppo Facebook privato:

Dimagrire mangiando con komodiet-
Dott.ssa Mary Di Lillo

Al suo interno ci siamo io ed un migliaio di miei pazienti che, prima di te, hanno intrapreso il loro viaggio verso la vita komoda, pronte a condividere con te informazioni, ricette e tantissimi video.

Ti senti già pronto e desideri metterti in contatto con me?

Allora vai sul mio sito, troverai tutte le informazioni per farlo:

www.komodiet.it

CAPITOLO 21

I COLLEZIONISTI DI DIETE

Ti ricordi quando, da piccoli, collezionavamo le figurine dell'album dei calciatori o degli animaletti o dei nostri cartoni animati preferiti?

Ogni mercoledì, quando tornavo da scuola, mia madre mi faceva trovare 5-6 pacchetti di figurine ed io non vedevo l'ora di aprirli, nella speranza di poter completare il mio album.

C'erano alcune figurine che erano comunissime, ne avevi di doppioni o anche di più.

Altre invece erano rarissime e sembrava che, nonostante comprassi anche dieci pacchetti alla settimana, proprio quella figurina mancante non permetteva che l'album fosse completo.

Non usciva mai.

Ci speravi sempre in cuor tuo, ma poi, ci perdevi le speranze.

E l'album rimaneva lì, incompleto.

Avresti aspettato l'anno successivo rimpiazzandolo con un album aggiornato, sperando che questa volta fossi riuscito a portarlo a termine.

Ma la storia si ripeteva di anno in anno.

Milioni di pacchetti di figurine acquistati e decine e decine di album non completati.

Un po' come succede ad alcuni miei pazienti, che a me piace definirli... *Collezionisti di diete.*

Non sempre sono la prima persona a cui i miei pazienti si rivolgono quando vogliono perdere peso o vedersi in forma.

Lo so bene.

Molti dei miei pazienti, durante la prima visita, mi confidano che hanno già seguito dei percorsi nutrizionali non una, ma anche tre, quattro, dieci volte!

Insomma, dei veri e propri collezionisti di diete, proprio come noi, collezionisti di figurine da piccini.

Sanno benissimo quello che possono e non possono mangiare, hanno già un'educazione alimentare ben solida.

Sanno dosare le porzioni, i condimenti, sanno come abbinare un piatto per renderlo sano e gustoso.

Partono carichi, motivatissimi perché hanno un obiettivo ben preciso da raggiungere e tutto sembra procedere benissimo per i primi... due, al massimo tre mesi.

I risultati ci sono, il loro corpo risponde egregiamente alla dieta ed è come se si sentissero *autorizzati* a lasciarsi andare a qualche *sgarretto* in più, magari a causa di qualche compleanno o per le vacanze di Natale o quelle estive.

È come se si stufassero di stare a dieta dopo un tot di tempo, non appena vedono i primi risultati, anche perché, riprendere dopo una serie di *sgarri* non è poi così facile.

Non si riesce a essere precisi come all'inizio ed ecco che inizia l'*auto-sabotaggio* e si ritorna pian piano alle cattive abitudini come quelle di pranzare con una pizzetta al volo, concedersi un biscottino *perché quella collega li ha portati a lavoro* e cose simili, tanto... che importa.

Si ripetono che dal giorno dopo riprenderanno a seguire fedelmente la dieta.

Ma, siamo onesti con noi stessi. Non ci raccontiamo bugie.

Quando si inizia così, non si riparte più. Né domani, né tra una settimana.

Ci possono riprovare, lo vogliono davvero, ma è come se fossero stanchi di stare sempre a lì a seguire quello schemino che ormai conoscono a memoria e... lasciano perdere.

Dopo un mese, si ricordano che hanno il controllo fissato con il nutrizionista, ma sanno che sarebbe una visita del tutto inutile.

Non hanno rispettato la dieta, saranno sicuramente ingrassati.

Perché dovrebbero andare lì e sentirsi umiliati nel guardare quel numero sulla bilancia che è aumentato?

Meglio non andare e disdire l'appuntamento, vero?

Molti mi hanno addirittura confessato che non volevano sentirsi umiliati, non solo dal numero della bilancia, ma anche dallo stesso nutrizionista che li sgridava se non avessero portato a casa un risultato o pubblicava un post sui social con un bollino rosso sulla loro cartella personale *denunciandoli* come esempi da non seguire.

Premesso che io non approvo questi comportamenti di alcuni miei colleghi (per carità, ognuno ha il suo metodo) e non ho proprio un carattere del genere, nel senso che non mi permetterei mai di sgridare qualcuno, anzi cercherei una soluzione più *komoda* per fare in modo che la dieta prosegua nel migliore dei modi, il fatto di *chiudere* definitivamente la propria esperienza con l'uno o l'altro nutrizionista non equivale a *chiudere* definitivamente la faccenda dentro di te.

Da lì iniziano a ripresentarsi tutti quei sentimenti negativi, quali la frustrazione, la delusione nei confronti di te stesso, la vergogna per quei chili di troppo e per non essere riuscito a portare a termine l'obiettivo.

Se ti riconosci in questo discorso e, quindi, nella situazione in cui si ritrova la maggior parte dei miei pazienti, tranquillo, non sei solo.

Soprattutto, non è colpa tua se non sei ancora riuscito a mettere quei jeans che hai comprato due anni fa.

Non sei tu a essere sbagliato.

Come ti ho detto nei capitoli precedenti, la colpa è delle diete se sono state troppo restrittive o troppo lontane dalle tue abitudini che ti hanno fatto stufare di loro.

La colpa potrebbe essere anche del tuo *mindset* nei confronti delle diete stesse.

Il fatto di voler risultati veloci e immediati o di essere convinto di perdere peso solo con diete drastiche o ancora perché hai pensato che fosse solo colpa tua se non sei come vorresti essere, spinge la tua mente al *fallimento*.

Ti chiudi in te stesso e pensi di essere un caso impossibile, come Sabrina o una persona che, ormai, non ha più speranze come Arianna.

Non puoi stare lì, bloccato in un limbo che va tra "contatto un nuovo nutrizionista e ricomincio, ma so già che fallirò" e "ormai mi devo rassegnare, non ho altre possibilità".

Devi agire.

La prima cosa a cui dovresti dare maggiore importanza è il fatto che la dieta dovrebbe durare per sempre.

Come ti ho spiegato nel capitolo relativo al mantenimento, l'obiettivo che raggiungi mentre segui un percorso alimentare dovrà essere duraturo, a lunghissimo termine, per sempre.

Quindi, come puoi pensare che una dieta restrittiva o con risultati velocissimi possa essere fatta per sempre?

Significherebbe davvero *stare a dieta da una vita* e *stare a dieta per la vita*.

A me non importa il tempo che ti serve per raggiungere il tuo risultato. A me importa (e dovrebbe importare anche a te) che il risultato raggiunto lo sia per sempre.

Ed ecco perché con komodiet la dieta non sarà mai una dieta, ma semplicemente uno stile di vita nuovo e migliore rispetto a quello che hai condotto finora.

Anche Salvatore, Claudia, Riccardo e Fernando sono stati degli accumulatori seriali di diete, ma con komodiet sono usciti dal circolo di *riciclo* delle vecchie diete.

21.1 IL CARBO-HATER

Il nostro eroe, Salvatore, è stato un altro mio paziente che non ho mai conosciuto di persona.

Sì, hai letto bene.

Ci siamo conosciuti proprio tramite le consulenze online, come è successo con Valentina.

Anche lui ha messo peso proprio durante il lockdown e si è beccato anche il Covid!

Chiuso in casa, impossibilitato inizialmente a svolgere attività fisica, ha iniziato la sua komodiet semplicemente imparando a gestire meglio i pasti.

Inizialmente mi chiese di eliminargli tutti i carboidrati, *perché solo così sarebbe dimagrito!*

Lui odiava letteralmente i carboidrati.

Erano la sua *criptonite*: lo rendevano schiavo e vulnerabile. Non appena ne sentiva l'odore da lontano, già si vedeva l'addome più gonfio, già si sentiva più pesante e l'indomani la bilancia avrebbe sicuramente segnato 1-2 kg in più.

No, non potevano assolutamente intralciare la sua missione di perdere peso.

Avrebbero solo rallentato il percorso e lui, da supereroe quale è, non poteva permetterselo.

Ed ecco che, arriva l'antagonista, con cui il nostro eroe non aveva fatto i conti: la nutrizionista della dieta *komoda* che invece gli dice che... la sua criptonite doveva diventare il suo punto di forza.

Per lui ero proprio la *cattiva* da combattere che avrebbe solo recato danni alla missione che lui sperava di portare a termine in poco tempo.

Io ero assolutamente contraria ad eliminare totalmente questi poveri carboidrati che lui riteneva essere il suo punto debole, anche perché c'erano delle piccole abitudini sbagliate nella sua routine alimentare che avremmo potuto correggere tranquillamente, senza passare per le famose *diete drastiche.*

Il nostro carbo-hater saltava spesso i pasti quando non avvertiva il senso di fame oppure andava a spiluccare barrette e biscottini vari quando avvertiva un calo di zuccheri o una voglia incontrollabile di dolci.

Era scettico, molto scettico quando gli dissi che la sua vita da eroe sarebbe dovuta cambiare.

Anche perché le diete che aveva seguito fino a quel momento con ottimi risultati (*però poi dopo qualche mese recuperava tutti i kg con gli interessi*), erano state così: con pochissimi carboidrati, sotto forma di 50g di pane integrale a pranzo e a cena.

Come poteva una dieta in cui si *mangiava* e si mangiava anche molto di più della sua criptonite, fargli perdere peso?

Beh, Salvatore si sbagliava.

Era assolutamente inutile mangiare così poco giusto per perdere il peso desiderato se poi avrebbe dovuto riacquistarlo dopo qualche mese.

Il suo doveva diventare un vero e proprio stile di vita, non una delle tante diete fatte.

Per capirlo, ci ha messo un mesetto, il tempo del primo controllo, in cui perse 3,4 kg.

Mangiando e non *sopravvivendo* come succedeva nelle vecchie diete.

Imparando a mangiare i carboidrati giusti, adatti alla sua situazione e al suo stile di vita.

Facendo in modo che la sua criptonite diventasse il suo punto di forza.

Solo così un vero eroe può definirsi tale.

La komodiet procedeva alla grande, Salvatore aveva un *mindset* diverso nei confronti dell'alimentazione e finalmente i casi di Covid iniziarono a diminuire, così si dedicò a ciò che amava di più: riprese la sua amata bicicletta con la quale percorreva svariati km in strada e nella natura e si ritrovò in 5 mesi con 10 kg in meno e anche un accenno di addominali!

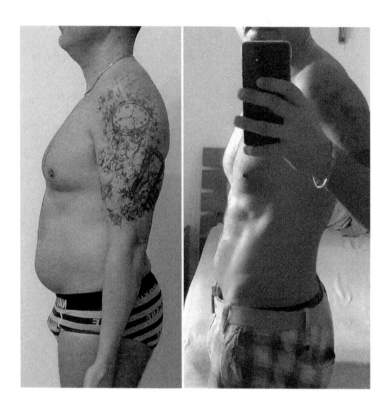

Sembrano anche più di 10kg, vero?

Questo ti fa capire quanto quel numero sulla bilancia lasci il tempo che trova e di quanto invece sia importante avere una composizione corporea completamente rinnovata.

21.2 LA FOOD-LOVER

Alla domanda *"hai già seguito altre diete?"* che ho posto a Claudia, la nostra eroina food-lover, durante la prima visita, mi risponde con un *"uuuh, a voglia!"*.

Ne aveva fatte a bizzeffe, ma una volta terminati i percorsi, perdendo anche 7-8 kg ogni volta, puntualmente il suo corpo metteva un punto e... tornava a capo.

Nel senso che bastava un annetto e recuperava tutto quello che aveva perso.

E allora contattava un altro nutrizionista, ci riprovava, perdeva peso, iniziava il mantenimento e si ritrovava di nuovo al punto di partenza.

Perché?

Il suo più grande difetto, mi disse durante la nostra prima visita, era che... amava mangiare.

La nostra eroina è una grande amante della buona cucina, della convivialità che scaturisce dalle cene con gli amici e dalla felicità che prova nell'assaggiare un nuovo sapore.

"Il cibo, cucinare, assaggiare tutto quello che mi trovo davanti sono i miei punti deboli " - mi confessa durante la nostra visita.

Ed è proprio quello che, secondo lei, doveva imparare a combattere come una vera e propria eroina: doveva andare contro e sconfiggere una volta per tutte il suo amore nei confronti del cibo.

Ecco che i nutrizionisti sono, per lei, i *Robin* della situazione: così come Robin per Batman è un fedele amico e lo aiuta nelle sue missioni di salvare il mondo, le diete, per Claudia, la aiutano a perdere peso, perché si priva del suo amore per il cibo per tutta la durata della dieta.

Solo che... poi si sa.

Certi amori fanno dei giri immensi e poi ritornano.

Insomma, Claudia ormai conosceva a memoria il suo corpo e, se si era rivolta a me, era perché ero l'ennesima Robin a cui avrebbe chiesto aiuto, dopodiché avrebbe smesso per sempre.

D'altronde aveva *una collezione enorme di diete*, bastava riprenderne una tra le tante semmai le fosse ritornata la voglia di perdere peso.

Mi disse che era rimasta incuriosita dal mio metodo komodiet e di volerlo provare, come ultima spiaggia.

Effettivamente, mi sono ritrovata in quello che diceva.

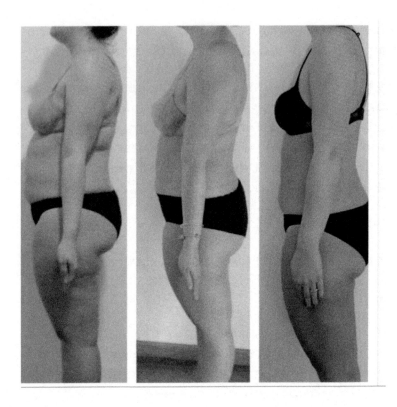

Claudia reagisce benissimo alla komodiet e in pochi mesi perde ben 15 kg anche grazie all'introduzione di un minimo di attività fisica che stava svolgendo *komodamente* a casa sua perché tra il lavoro, la casa e una bambina piccola a cui badare, il tempo per andare in palestra scarseggiava.

E ora si ripresentava l'incubo: adesso che aveva raggiunto il suo peso forma, sarebbe riuscita a mantenerlo?

La risposta è assolutamente sì.

Ormai Claudia, anche nel famoso (inesistente) mantenimento, stava mangiando bene, mangiava le cose che più amava, come aveva fatto fino a quel momento e non aveva messo più kg, finché... non è rimasta nuovamente incinta.

Mi contatta nel panico, disperata, con il terrore di riprendere di nuovo tutti i kg persi, ma vuoi sapere una cosa?

Fino al settimo mese di gravidanza, Claudia aveva messo solo 2 kg.

Solo due.

Naturalmente la komodiet è stata rivista e adattata per permettere al bambino che aveva in grembo di crescere naturalmente e a lei di non aumentare troppo di peso.

E ora, proprio in questo momento, ho saputo che è nato il suo piccolo Angelo.

Claudia saprà bene la data precisa in cui ho scritto questo capitolo, ma è stata una pura casualità.

Proprio oggi che stavo scrivendo di lei, ho saputo che è diventata mamma per la seconda volta, se non è destino questo, allora non so cosa sia.

Ora la sua komodiet si riadatterà a tutte le fasi dell'allattamento, qualora lei scegliesse di allattare suo figlio, e le permetterà di nuovo di ritornare in forma come prima.

Non che ora non lo sia. In totale avrà messo, in tutta la gravidanza, 5-6 kg.

Perché ora komodiet fa parte di lei e non le sembra più di stare a dieta.

21.3 IL DELIVERY-MAN

Riccardo, il nostro super delivery-man, è stato uno dei primi pazienti.

È un ragazzo pieno di energia, che ha dedicato la sua vita alla musica.

Anche lui, come la nostra food-lover, sostiene di aver sempre risposto in maniera impeccabile alle diete. Non è una di quelle persone con il *metabolismo lento,* anzi!

"Solo che"- diceva scherzando- "se mi trovo qui, puoi immaginare quale sia il mio punto debole: non sono costante!"

Riccardo mi racconta che lui è una di quelle persone che davvero ci mette tutto l'impegno del mondo quando è a dieta, ma che poi cede facilmente alle tentazioni.

Sono loro il male più grande per il nostro supereroe.

Una volta può essere un cornetto alla nutella, un'altra volta qualche pizza per cena o ancora qualche calice di vino...

Mettici, poi, che ora ha preso casa da solo.

Sono finiti i tempi in cui la mamma o il padre gli cucinavano un bel piatto caldo caldo e lui non doveva fare altro che sedersi a tavola e mangiare.

Ora, dopo il lavoro, deve essere lui a cucinare per sé.

E va bene, lo fa qualche volta, ma poi... chi glielo fa fare?

Esistono tante opzioni per i cibi d'asporto così comode che... quasi quasi ordina sempre da lì!

Così non si stanca e si dedica ad altro, invece di *perdere tempo* a cucinare.

Insomma, così facendo, anche se iniziava con il piede giusto il suo percorso, poi si *perdeva per strada*. E *perdeva* gli appuntamenti per le visite di controllo con i nutrizionisti che lo seguivano.

Il problema principale che aveva riscontrato nelle diete seguite fino a quel momento era il fatto che non riuscisse a rispettare sempre tutti i pasti.

Paradossalmente, lui mangiava di meno di quello che era scritto nel piano alimentare, ma *sgarrava* molto di più.

Si sa che il cibo da asporto non sempre è cibo *da dieta*: super condito, porzioni più o meno abbondanti e spesso ti fa cadere in tentazione.

Mi spiego.

Magari sei lì che cerchi di scegliere un'insalatona scondita proprio perché vuoi mantenerti, ma poi scorri la schermata e noti la foto di una bellissima pizza...

Ed hai ragione!

La pizza non ha niente a che vedere con l'insalatona.

È più buona, più soddisfacente, più invitante.

Io lo capisco, davvero.

Come dissi al nostro super delivery-man, anche a me, qualche volta, il cibo da asporto mi salva un pranzo o una cena.

Non c'è nulla di male nel concederselo di tanto in tanto, magari, per l'appunto, scegliendo cose che rientrano nel piano alimentare, se non si vuole *sprecare* il pasto libero in quella giornata.

Quindi, non può e non deve essere una scusa della *non* riuscita di una dieta.

Un supereroe come lui non poteva e non riusciva a privarsene.

Durante la nostra chiacchierata in prima visita, inoltre emerge che Riccardo non ama fare colazione al mattino: è di fretta, non ha tempo di sedersi a tavola e preferisce dormire un po' di più invece di *perdere tempo* a mangiare qualcosa.

Anche durante la mattinata non pensa per niente al cibo perché è troppo preso dal suo lavoro e arriva a pranzo con una fame da leoni che divorerebbe tutto quello che ha davanti.

La soluzione più ovvia a cui, tra l'altro, avevano pensato anche i miei colleghi a cui Riccardo si era affidato prima di me, era quella di dargli un'educazione alimentare, *costringendolo* quantomeno a fare o una bella colazione o uno spuntino sostanzioso per evitare di arrivare al pranzo con una fame eccessiva.

Teoricamente non fa una piega. In teoria, per l'appunto.

Nella pratica le cose vanno diversamente.

Imporre a una persona delle abitudini alimentari che non si avvicinano neanche lontanamente al proprio stile di vita, non porta mai a un buon risultato. O meglio, non porta mai a risultati duraturi nel tempo.

Perché, gira e rigira, si ritorna sempre al punto di partenza, nella propria *zona di comfort.*

Gira e rigira ritorni sempre al tuo tanto amato *delivery* perché sei stanco delle imposizioni che hai già avuto nel corso della giornata.

E ti ritrovi, poi, come Riccardo, a stufarti e a rimettere tutti i kg persi non appena abbandoni quelle abitudini imposte da qualcun altro che non fanno parte di te.

Ecco perché a Riccardo proposi il digiuno intermittente 16:8, in cui la mattina non mangiava nulla, come voleva lui, ma beveva un paio di caffè e tutta l'acqua che desiderava e a pranzo, invece, aveva ben 140g di pasta con un secondo piatto di proteine e un contorno di verdure per soddisfare la fame che aveva.

Altro che delivery!

Mangiava di più se cucinava da sé!

Piatti semplici, veloci e komodi, ovviamente, ma molto più sazianti del pranzo da asporto che ordinava prima!

Continuava poi con una merenda a base di frutta, yogurt e qualche mandorla e proseguiva con una cena con pane o riso basmati, un secondo piatto di proteine e un contorno.

Ti dico solo che Riccardo con questa tipologia di komodiet, in un mese perse ben DIECI kg.

Un record assoluto, anche lui stentava a crederci.

E nell'arco di 9 mesi arrivò a perdere circa 30kg!

Ora è passato qualche anno da quando Riccardo ha terminato il suo percorso, ma proprio qualche settimana fa ci siamo risentiti e mi ha ribadito che non è mai più tornato al peso di partenza, anzi!

Sta mantenendo alla grande i risultati raggiunti fino a quel momento, come testimonia la sua foto, con una faccia perplessa e incredula:

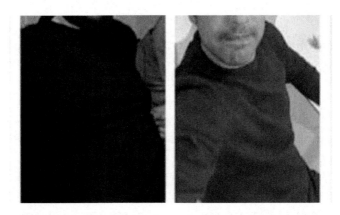

Una bella differenza, mantenuta nel tempo e mi auguro che lo sarà ancora per tantissimi altri anni.

21.4 IL MENSA-MAN

Io e Fernando, il nostro mensa-man, ci siamo conosciuti nel 2012.

Lui era un PR e io una ragazzina che il sabato sera si divertiva ad andare in discoteca con le amiche.

È sempre stato un ragazzo dolcissimo e gentilissimo.

Ricordo ancora che faceva saltare sempre la coda lunghissima per entrare in discoteca al mio gruppo di amiche, pur di garantirci il meglio delle serate.

Nel corso degli anni ci siamo un po' persi di vista perché lui aveva cambiato città e lavoro e io non passavo più così tanto spesso le serate a ballare.

Non pensare che siamo invecchiati, eh? ☺

Semplicemente siamo cresciuti, gli interessi sono cambiati e le priorità sono diventate altre.

Così, quando mi contattò per fissare un appuntamento, io fui felicissima di rivederlo, visto che erano passati almeno nove anni dall'ultima volta.

Durante la nostra prima visita, svoltasi online, perché, come ti dicevo, ora vive in un'altra città con la sua compagna, c'era un po' di imbarazzo.

"È assolutamente normale" - pensai – "eravamo amici. Può sembrare strano raccontare tutti i *propri segreti* relativi alle abitudini e al proprio stile di vita a una persona che conoscevi più o meno bene; per un supereroe come lui, mostrare i suoi punti deboli deve essere uno sforzo non indifferente".

La telecamera era fissa sul suo viso, quasi a non voler inquadrare il resto del corpo.

Ma una volta sciolto un po' il ghiaccio, Fernando mi racconta la sua storia.

Non era mai stato magrissimo, *avrei dovuto ricordamelo*, mi dice. E proprio per questo, avendo anche notato un notevole aumento di peso nell'ultimo anno, aveva iniziato a fare delle diete *fai da te,* con lo scopo di correggere la sua alimentazione e adattarla all'allenamento che aveva iniziato in palestra.

Ma i risultati stentavano ad arrivare.

Il suo punto debole era l'addome. Sempre, perennemente gonfio.

Nonostante mangiasse bene, secondo i suoi standard.

Non riusciva a vedersi così. Proprio un eroe come lui che aveva fatto tanti sacrifici mangiando sempre meno, non se lo meritava.

C'è da dire che Fernando, a causa del suo lavoro, almeno una volta al giorno (o a pranzo o a cena) doveva mangiare in mensa e, quindi, non poteva gestire le porzioni né i condimenti.

Ma questo non dovrebbe mai essere un ostacolo, soprattutto per un *mensa-man*.

Doveva sconfiggere quell'addome gonfio che non gli si addiceva, ma non poteva di certo cambiare lavoro per colpa della dieta.

Tenendo conto dei suoi turni e del tempo che aveva a disposizione durante la sua giornata lavorativa per fare eventuali spuntini, la sua komodiet è stata impostata in modo che il pasto che poteva controllare (perché era lui a cucinare) fosse perfettamente bilanciato e completo di tutti i macronutrienti (carboidrati, proteine, fibre e grassi); mentre il pasto che faceva in mensa era leggermente rimodellato in base ai giorni di allenamento e non allenamento.

Il risultato è stato che Fernando in soli quattro mesi ha perso 12 kg.

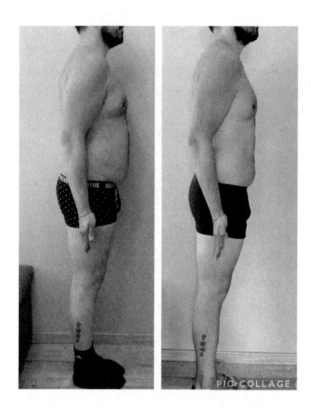

Come puoi ben notare anche tu, la differenza principale è proprio lì, sulla fascia addominale.

Il nostro supereroe era riuscito a sconfiggere quel cattivo indistruttibile e ora si vede finalmente bene!

Fernando è felicissimo e la frase più bella che mi ha detto è stata: "Ora ho finalmente trovato il mio equilibrio e ho capito perfettamente come bilanciare la mia giornata!"

Musica per le mie orecchie!

Pensa che, ora, il suo obiettivo non è più perdere peso, ma quello di aumentare la massa magra: si vede talmente bene che sa che può spingere ancora di più!

E la komodiet sarà sempre pronta, anche a questo nuovo obiettivo.

Vuoi avere un assaggio della vita... komoda?

Ho preparato per te una serie di ricette, gustose e komode, che ti aiuteranno ad affrontare più komodamente la tua vita!

Per scaricare il tuo ricettario, digita questo link nella finestra del tuo browser:

www.komodiet.it/bonuslibro

Ricordati di iscriverti al mio gruppo Facebook privato:

Dimagrire mangiando con komodiet-Dott.ssa Mary Di Lillo

Al suo interno ci siamo io ed un migliaio di miei pazienti che, prima di te, hanno intrapreso il loro viaggio verso la vita komoda, pronti a condividere con te informazioni, ricette e tantissimi video.

Ti senti già pronto e desideri metterti in contatto con me?

Allora vai sul mio sito, troverai tutte le informazioni per farlo:

www.komodiet.it

CONCLUSIONI

Eccoti, sei arrivato alla fine di questo libro.

Un libro scritto per *me.*

Ti confesso che non è stato facile mettere nero su bianco la mia storia.

Mi ha fatto rivivere dei momenti e delle sensazioni che quasi avevo dimenticato di provare.

Per anni ho represso le mie emozioni e i miei sentimenti per paura di far *pena* alle persone.

Volevo dimostrare di essere forte, di potercela fare da sola, senza l'aiuto di nessuno, ma questo mi portava solo a chiudermi ancora di più in me stessa e rimanere ferma in un punto di non ritorno.

Era necessario tirare tutto fuori e dare una svolta a tutto quello che mi stava accadendo.

Questo libro per me è SPERANZA, quella che spero di aver trasmesso anche a te.

Una speranza ritrovata in un mondo così grande, come quello delle diete.

Una speranza di poter finalmente uscire dal mio guscio e comunicare quello che sento, quello che sono, senza paura che qualcuno mi giudichi, senza il timore del cibo e della parola "dieta".

Un libro scritto per *te*.

Hanno messo da decenni un'accezione negativa alla parola dieta, hanno buttato fango e veleno sulle diete, perché solo *privandosi* del cibo se ne può uscire vittoriosi.

Solo così, rinunciando a tutti i piaceri del cibo, puoi sentirti adeguato all'interno della società in cui vivi.

Se rinunci ad una pizza perché sei a dieta, sei l'eroe di tutti.

Se vai a cena fuori e ti godi un pasto libero senza eccessivi pensieri, sei sulla bocca di tutti.

"Perché lo fa se è così grassa?"

"Dovrebbe stare un po' a dieta invece di strafogarsi tutto."

Ecco che, con questo libro, spero di farti andare oltre il giudizio della gente.

Questo libro rappresenta la speranza per te che non va più nel vuoto.

Non va più a cercare la soluzione miracolosa o la figurina mancante da inserire all'interno del tuo album di collezione di diete.

Il mio metodo komodiet è una rivoluzione anche per questo.

Torna all'origine, alla naturalezza dell'essere umano.

Non è niente di artificioso, niente che ti fa escludere (anche se solo momentaneamente) dalla vita e dalla realtà che ti circonda.

Komodiet resetta la tua persona: cerca una via per farti vivere come TU vuoi, senza rinunciare a mangiare.

Mangiare dovrebbe, anzi, DEVE essere naturale, come respirare, come camminare.

Non deve stravolgerti completamente.

Deve essere parte integrante della tua vita *per sempre.*

Ho scritto questo libro per *te.*

Per renderti consapevole che la dieta non deve essere solo privazioni e rinunce o, peggio, polverine magiche e pillole miracolose.

Per farti vivere *komodamente* e serenamente la tua vita, senza stravolgerla totalmente o *sacrificandola* così come avevi già fatto con le vecchie diete.

Per farti capire che non sei sbagliato se non sei riuscito a portare a termine un percorso alimentare come avresti voluto: attraverso le storie dei miei pazienti, lo hai letto con i tuoi occhi e sono sicura che hai gioito anche tu dei loro traguardi che non dovranno essere altro che una motivazione per te, per riacquistare la fiducia in te stesso (e nelle diete), che avevi perso in passato solo perché ti hanno dato un'alimentazione impossibile da seguire.

Per restituirti la voglia e il piacere di mangiare quello che più ami, ma di cui ti eri privato perché *così ti avevano detto di fare.*

Non vedrai più il cibo come un nemico né il tuo corpo come una macchina che non riesci a guidare nella direzione giusta.

Dimenticati delle diete drastiche *per tutta la vita* o della paura di non essere mai all'altezza dei vestiti che indossi.

Non sarà più una vita di ansia e di reclusioni in casa perché non sai di quante calorie sarà la cena che ti propongono al ristorante.

Il tuo stile di vita rimarrà quello di sempre, ma sarà migliorato.

Ti aiuterò a trovare la strada giusta e adatta a te per farti perdere quei kg che hai messo dopo il Covid o per farti eliminare quel rotolino di grasso sulla pancia.

Sarai pronto a iniziare il tuo viaggio *komodo,* con una komodiet perfettamente adattata a te.

Avrai tutti i piatti che hai sempre amato, tutte quelle cose che ti sono sempre piaciute, bilanciate nel modo più *komodo* possibile, personalizzando il tuo piano alimentare di volta in volta, di mese in mese, in base alle tue *voglie,* alla stagione e ai cambiamenti della tua routine.

Saprai come sbloccare quel peso fermo lì da mesi con i protocolli *komodiet sblocca tutto.*

Vivrai, finalmente, la tua vita. *Komodamente,* dritto alla meta.

Non mi chiedere in quanto tempo arriverai al tuo obiettivo, non ti serve saperlo.

Che siano 3 mesi, 6 mesi o 1 anno, ormai hai capito che l'importante è mantenere i tuoi meravigliosi risultati nel tempo, senza ritornare al punto di partenza.

Sarà così, perché komodiet sarà il tuo stile di vita. Da sempre e per sempre.

Mi auguro che questo libro ti abbia fatto ritrovare la persona magnifica che sei, quella forte e testarda che, se ha un obiettivo ben preciso, non la ferma nessuno.

E di questo, io non potrei esserne più orgogliosa.

Quando ritornerai a splendere, gioirò insieme a te.

A presto.

Scarica il tuo ricettario qui:

www.komodiet.it/bonuslibro

HEY, DOVE VAI?

Aspetta, non chiudere ancora il libro.

C'è ancora una piccola sorpresa per te.

Devi sapere che io, a Natale, sono solita fare un piccolo pensierino ai miei pazienti.

Qualcosa di *komodo* e gustoso che possano godersi durante le feste.

Sentirsi bene, stare bene, godersi il cibo.

Così, a Natale 2022, ho pensato di regalare qualcosa che piace a tutti, o almeno al 98% delle persone presenti sulla Terra.

Qualcosa che riconosceresti anche solo dall'odore e di cui ne sentiresti il sapore anche solo immaginandola.

È quella cosa creata da italiani, ma che ormai è presente in tutto il mondo.

Quella cosa che ti crea dipendenza perché, in effetti, è molto dolce.

Quella cosa a cui pensi, oltre al gelato, quando sei triste e hai bisogno di *coccolarti.*

La prima crema a cui pensi quando ti nomino la parola *crêpe.*

Dai, hai capito di cosa sto parlando.

E starai pensando: *"Ma è impazzita? La dottoressa ha regalato proprio quella famosissima crema alle nocciole ai propri pazienti?"*

Fuochino, ma non è quella a cui stai pensando.

Diciamo di sì, ho regalato una sorta di quella crema spalmabile a cui hai pensato, ma ne ho ideato *la* (*komoda* e diversa) versione:

La **komodella** è stato il mio regalo per i miei pazienti che se ne sono letteralmente...innamorati!

L'hanno utilizzata sui *pancakes komodi* della colazione o come farcitura di alcune ricettine presenti nella loro komodiet o sul pane tostato nella merenda del pomeriggio, al punto che...

Non ne possono più fare a meno!

Il suo gusto è talmente buono che ti sorprenderà sapere che non serve una magia per prepararla.

Tranquillo, non ho usato nessuna sostanza chimica né una miriade di ingredienti per darle quel sapore che tanto ti piace.

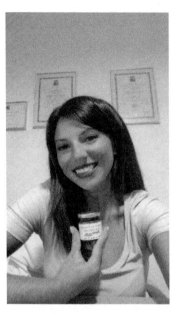

Sono amante delle cose *komode* e semplici.

Bastano pochissimi ingredienti.

Mi hanno chiesto la ricetta più e più volte e io avevo promesso loro che presto la loro fame di curiosità sarebbe stata saziata...

Ebbene, ecco il momento tanto atteso.

Rullo di tamburi....

Ecco la ricetta dell'unica e inimitabile komodella, te la sei meritata tutta!

Ingredienti per un vasetto di medie dimensioni:

300g di nocciole sgusciate

40g di zucchero di cocco

15g di cacao amaro

Procedimento: Frullare tutti e tre gli ingredienti per 10 minuti a velocità 6 e...stop! Non poteva essere più facile e *komoda* di così!

Versatela nel vasetto e gustala *komodamente.*

Adesso puoi divertirti a farcire le tue torte, senza preoccuparti di esagerare con le creme.

Puoi preparare pane e komodella ai tuoi bambini senza pensare che sia poco salutare.

Puoi goderti la tua maratona di film di Natale o di Harry Potter con un aperitivo dolce, con fette wasa e komodella senza sensi di colpa.

A presto (stavolta per davvero!),

La tua doc.

RINGRAZIAMENTI

Per tutelare la privacy dei miei pazienti ho cambiato, a volte, i loro nomi e, talvolta, ho esagerato alcune loro vicende perché mi faceva sorridere pesare che certe cose potessero realmente accadere nella loro vita.

Odio essere smielata, ma questa è la pagina giusta per esserlo (giusto un pochino!), perché, questo libro non sarebbe mai potuto essere neanche pensato grazie a tutti voi qui elencati di seguito.

Grazie a Francesco, mio marito, che non ha mai smesso di credere in me anche quando avevo perso la fiducia in tutto, anche quando ho avuto i miei (lunghissimi) *momenti no*. Con te accanto, sono sicura di farcela, sempre.

Grazie a mia madre, a cui non dico mai quanto le voglio bene e quanto la ammiri per la meravigliosa donna che è, che non mi ha fatto mancare mai nulla, che ha messo la mia felicità sempre al primo posto.

Grazie a Federica, mia sorella, il mio supporto morale. La mia metà, la mia migliore amica, la persona migliore che conosca.

Grazie al mio papà, così lontano e così vicino allo stesso tempo. Ovunque tu sia, ti sento ogni giorno, ti vedo in ogni mio gesto, ti penso ogni volta che devo prendere una decisione importante.

Grazie a Piera, l'altra mia sorella *per scelta*, che non è mai stata avara di consigli e mi ha sostenuto in tutte le mie scelte.

Grazie a Elisa che mi ha sostenuta sempre, anche da lontano.

Grazie ai miei pazienti, la vostra presenza, l'amore che mi dimostrate ogni giorno mi fanno capire che ho scelto il lavoro più bello del mondo.

Grazie a questo libro che ha permesso di aprirmi, di tirare fuori parti di me di cui non sapevo neanche l'esistenza e di migliorarmi come professionista e come persona.

Grazie a me stessa, per aver capito che non dovevo arrendermi, per essermi rialzata anche quando tutto sembrava senza via d'uscita.

Vuoi avere un assaggio della vita... komoda?

Ho preparato per te una serie di ricette, gustose e komode, che ti aiuteranno ad affrontare più komodamente la tua vita!

Per scaricare il tuo ricettario, digita questo link nella finestra del tuo browser:

www.komodiet.it/bonuslibro

Ricordati di iscriverti al mio gruppo Facebook privato:

Dimagrire mangiando con komodiet-
Dott.ssa Mary Di Lillo

Al suo interno ci siamo io ed un migliaio di miei pazienti che, prima di te, hanno intrapreso il loro viaggio verso la vita komoda, pronti a condividere con te informazioni, ricette e tantissimi video.

Ti senti già pronto e desideri metterti in contatto con me?

Allora vai sul mio sito, troverai tutte le informazioni per farlo:

www.komodiet.it

Printed in Great Britain
by Amazon

30903101R00238